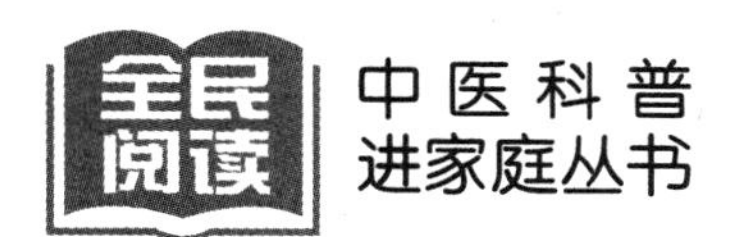

中医科普进家庭丛书

总主编 | 何

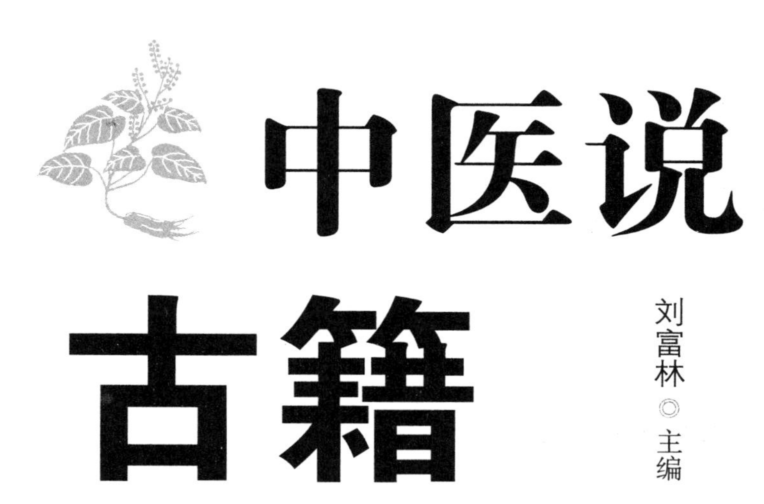

中医说古籍

刘富林◎主编

全国百佳图书出版单位
中国中医药出版社
·北 京·

图书在版编目（CIP）数据

中医说古籍 / 何清湖总主编；刘富林主编 . —北京：
中国中医药出版社，2023.4
（全民阅读 . 中医科普进家庭丛书）
ISBN 978–7–5132–8065–5

Ⅰ . ①中… Ⅱ . ①何… ②刘… Ⅲ . ①中医典籍 – 普
及读物 Ⅳ . ① R2–5

中国国家版本馆 CIP 数据核字（2023）第 039752 号

中国中医药出版社出版
北京经济技术开发区科创十三街 31 号院二区 8 号楼
邮政编码 100176
传真 010–64405721
河北品睿印刷有限公司印刷
各地新华书店经销

开本 710 × 1000 1/16 印张 13 字数 173 千字
2023 年 4 月第 1 版 2023 年 4 月第 1 次印刷
书号 ISBN 978 – 7 – 5132 – 8065 – 5

定价 39.80 元
网址 www.cptcm.com

服务热线 010–64405510
购书热线 010–89535836
维权打假 010–64405753

微信服务号 zgzyycbs
微商城网址 https://kdt.im/LIdUGr
官方微博 http://e.weibo.com/cptcm
天猫旗舰店网址 https://zgzyycbs.tmall.com

如有印装质量问题请与本社出版部联系（010–64405510）

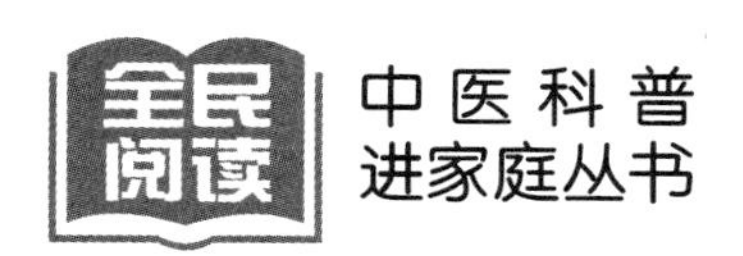

《中医说古籍》
编委会

总主编 何清湖

主　编 刘富林

副主编 夏旭婷

编　委 王文凤　施　敏　廖陈敏　葛　俊

李琳莉　毛彩薇

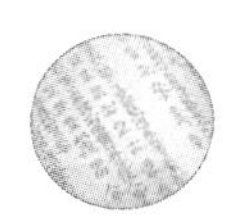

目　录

第一章　中医大论

第二章　名医传记

第三章 医典序文

第四章 名篇选讲

第一章
中医大论

具备了生育子女的能力；二十一岁时，肾气充足，智齿生出，发育成熟；二十八岁时，筋骨强健有力，头发的生长达到最茂盛的阶段，此时身体最为强壮；三十五岁时，阳明经脉气血渐衰弱，面部开始憔悴，头发也开始脱落；四十二岁时，上部三阳经脉气血衰弱，面部憔悴无华，头发开始变白；四十九岁时，任脉气血虚弱，冲脉的气血也衰减变少了，天癸枯竭，月经断绝，所以形体衰老，失去了生育能力。男子到了八岁，肾气充实起来，头发开始茂盛，乳齿也更换了；十六岁时，肾气旺盛，天癸发育成熟，精气充足而能外泄，两性交合，就可以生育子女；二十四岁时，肾气充满，筋骨强健有力，生出智齿，发育成熟；三十二岁时，筋骨丰隆盛实，肌肉亦丰满健壮；四十岁时，肾气衰退，头发开始脱落，牙齿开始枯槁；四十八岁时，上部阳气逐渐衰竭，面部憔悴无华，两鬓花白；五十六岁时，肝气衰弱，筋骨的活动不能灵活自如；六十四岁时，天癸枯竭，精气少，肾脏衰弱，形体衰疲至极致，牙齿、头发也脱落了。肾主水藏精，接受其他脏腑的精气而加以贮藏，所以五脏功能旺盛，肾的精气才能外泄。当年龄大了，五脏都开始衰弱，筋骨懈惰无力，这表示天癸已经枯竭了，所以头发变白，身体变得沉重，步伐开始不稳，也不能生育子女了。

黄帝问道：有的人年纪已经很大了，却仍然可以生育，是因为什么呢？

岐伯答道：这是他天赋的精力超过常人，气血经脉依旧保持畅通，肾气仍有余留的缘故。这样的人虽然还有生育能力，但男子一般不超过六十四岁，女子一般不超过四十九岁，天癸精气就都枯竭了。

黄帝问道：那些掌握养生之道的人，年龄都可以达到一百岁左右，还能生育子女吗？

岐伯答道：掌握养生之道的人，能防止衰老而保全形体，虽然年事已高，却也能生育子女。

【原文】

黄帝曰：余闻上古有真人[1]者，提挈天地，把握阴阳[2]，呼吸精气，独立守神，肌肉若一，故能寿敝[3]天地，无有终时，此其道生。中古之时，有至人[4]者，淳德全道，和于阴阳，调于四时，去世离俗，积精全神，游行天地之间，视听八达[5]之外，此盖益其寿命而强者也，亦归于真人。其次有圣人者，处天地之和，从八风之理，适嗜欲于世俗之间，无恚嗔[6]之心，行不欲离于世，被服章，举不欲观[7]于俗，外不劳形于事，内无思想之患，以恬愉为务，以自得为功，形体不敝，精神不散，亦可以百数。其次有贤人[8]者，法则天地，象似日月，辨列星辰，逆从阴阳，分别四时，将从上古合同于道，亦可使益寿而有极时。

【注释】

[1] 真人：修真得道之人，主要指达到养生最高标准的人。

[2] 提挈天地，把握阴阳：掌握了天地阴阳变化的规律。提挈，提举的意思，可引申为“掌握”。

[3] 敝：尽也。

[4] 至人：次于“真人”，也指修养高深之人。

[5] 八达：达于四面八方。达，通达。

[6] 恚嗔：泛指愤怒、仇恨等意念。恚，指愤怒。嗔，指仇恨。

[7] 观：炫耀。

[8] 贤人：次于“圣人”。

【译文】

黄帝说：我听说上古时代有最为修真得道的真人，掌握了天地阴阳变化的规律，能够自由的调节呼吸来吸收自然界精纯的清气，自主调节使精神守持于内，全身筋骨肌肉达到高度的协调，所以他的寿命同天地一般没有终了的时候，这是他性为符合养生之道而得长生。中古的时候，有修养较为高深之至人，具有醇厚的品德，能全面地掌握养生之道，其行动顺应于阴阳四时的变化，可以避开世俗习气的干扰，聚精会神，远驰于广阔的天地自然之中，其所见所闻可通达于四面八方，这是他延长寿命和强健身体的方法，这种人也可以归属真人的行列。其次，有称为圣人的人，能够安处于天地自然的正常环境之中，顺从八方之风的自然规律，使自己的嗜好欲望同世俗社会相应，没有恼怒怨恨之心，行为不离开世俗的一般准则，穿着服装普通，举动也没有炫耀于世俗的地方，在外，他不使形体因为事务而劳累，在内毫无思想负担，以安静愉快为本务，以悠然自得为满足，所以他的形体不易疲惫，精神不易耗散，寿命自然也可达到数百岁。再次有称为贤人的人，能够依据天地的变化，日月的升降盈亏，来分辨星辰的位置，以顺从阴阳的消长，适应四时的变化，这样也像上古真人一样，使生活符合养生之道，虽然也能增益寿命，但也有终结的时候。

第二节　宝命全形论（选自《素问》）

【原文】

黄帝问曰：天覆地载[1]，万物悉备，莫贵于人。人以天地之气生，四时之法[2]成。君王众庶[3]，尽欲全形。形之疾病，莫[4]知其情，留淫[5]日深，著[6]于骨髓，心私虑[7]之。余欲针[8]除其疾病，为之奈何？

【注释】

［1］天覆地载：天覆于上，地载于下。

［2］四时之法：四季气候变化的规律。法，法则、规律。

［3］众庶：平民，百姓。

［4］莫：没有谁，没有哪一个。无指代词。

［5］留淫：邪气停留蔓延。

［6］著（zhuó）：同“着”，附着。

［7］私虑：暗自忧虑。私，暗自、暗暗地。

［8］针：用针法。名词活用作状语。

【译文】

黄帝问道：上天覆盖着万物，大地承载这万物，在这天地之间万物俱备，没有什么比人更宝贵了。人依靠天地之大气而生存，并随着四时变化、阴阳收藏的规律而生活着。上至君主，下至百姓，所有人都愿意保全形体的健康。但对于人身上的疾病，却因病轻而难以了解疾病的真实情况，让邪气停留蔓延，逐渐发展，一天天地加深，直至深入骨髓，我心里暗自忧虑。我要想用针治疗疾病，应该怎样做才好呢？

【原文】

岐伯对曰：夫盐之味咸者，其气[1]令器津泄[2]；弦绝者，其音嘶败[3]；木敷[4]者，其叶发[5]；病深者，其声哕。人有此三者，是谓坏府，毒药[6]无治，短针[7]无取，此皆绝[8]皮伤内，血气争黑[9]。

【注释】

[1] 其气：它的特性。

[2] 津泄：水分渗出。

[3] 弦绝者，其音嘶败：琴弦断绝时，它的声音嘶哑刺耳。绝，断。

[4] 敷：陈旧，陈腐。

[5] 发：通“废”，草木枝叶凋落。

[6] 毒药：泛指祛邪治病的药物。

[7] 短针：原指小针，此泛指治病的针具。

[8] 绝：损伤。

[9] 血气争黑：人体气血交瘁而致肤色晦暗。

【译文】

岐伯答道：盐味是咸的，储存在器皿中时可以渗出水来；琴弦将要断的时候，就会发出嘶哑刺耳的声音；内部陈旧腐烂的树木，它的枝叶很容易凋零；人在疾病深重的时候，就会产生呃逆。人要是有了这样的现象，说明内脏已被严重破坏，治病的药物和针灸都失去了治疗作用，因为皮肤肌肉都受伤败坏，气血交瘁而致肤色晦暗，就很难挽回了。

【原文】

帝曰：余念其痛，心为之乱惑，反甚其病，不可更代[1]，百姓闻之，以为残贼[2]，为之奈何？

岐伯曰：夫人生于地，悬命于天[3]，天地合气，命之曰人。人能应四时者，天地为之父母[4]；知万物者，谓之天子[5]。天有阴阳，人有十二节[6]；天有寒暑，人有虚实。能经[7]天地阴阳之化者，不失四时。知十二节之理者，圣智不能欺[8]也；能存[9]八动[10]之变者，五胜更立[11]；能达虚实之数[12]者，独出独入[13]，呿吟至微[14]，秋毫在目。

【注释】

[1] 更代：替代。

[2] 残贼：灾害。一说，残暴不仁。

[3] 悬命于天：人的生命悬系于上天。悬，系。

[4] 天地为之父母：天地的阴精阳气就能养育人。

[5] 天子：天之子，此指掌握自然规律的人。

[6] 十二节：指人体十二经脉。

[7] 经：效法。

[8] 欺：超越。

[9] 存：察。

[10] 八动：自然界八节之风的变动。

[11] 五胜更立：五行之气相克制，循环交替主时。

[12] 数：理。

[13] 独出独入：即独往独来，指医术精深纯熟，治疗疾病能得心应手，运用自如。

[14] 呿吟至微：张口舒气与呻吟叹息等细微的变化。呿，露齿舒气；吟，呻吟叹息。

【译文】

黄帝道：我很同情病人的痛苦，心里为这些事而烦乱不安，反使病情加重，又没有更好的方法来替代，百姓们知道了，将要认为我残忍粗暴，究竟应该怎么办好呢？

岐伯说：一个人生于这大地之上，生命却悬系于上天。天地之间的阴阳之气相互交合，就产生了人们生命的本源。人如果能顺应四时的气候发展变化规律，天地就会用它的阴阳之气养护着他，可以知晓万物的人，就被称为掌握了自然变化规律的人。自然界有六阴六阳，人有十二条经脉；自然界有阴阳消长的寒冷暑热之变，人有阴阳消长的虚实之变。能效法天地阴阳变化的人，就不会违背四时的发展规律。能够了解十二条经脉之道理的人，圣智的人也不能超越他；能观察人体八节之风的变动的人，五行之气相克制，循环交替主时；通达人体气血虚实之理的人，医术纯熟，运用自如，就连张口舒气与呻吟叹息等细微的变化，都能清楚地看在眼里。

【原文】

帝曰：人生有形，不离阴阳。天地合气，别为九野[1]，分为四时，月有大小，日有短长。万物并至，不可胜量[2]。虚实呿吟[3]，敢问其方[4]？

岐伯曰：木得金而伐，火得水而灭，土得木而达[5]，金得火而缺[6]，水得土而绝[7]，万物尽然，不可胜竭。故针有悬布天下者五，黔首共余食[8]，莫知之也。一曰治神，二曰知养身，三曰知毒药为[9]真，四曰制砭石小大，五曰知腑脏血气之诊。五法俱立，各有所先[10]。今末世[11]之刺也，虚者实之[12]，满者泄之，此皆众工所共知也。若夫法天则地[13]，随应而动[14]，和之者若响，随之者若影[15]，道无鬼神，独来独往。

【注释】

［1］九野：九州地域。据《尚书·禹贡》记载，我国古代设置冀、豫、雍、扬、兖、徐、梁、青、荆九州。

［2］万物并至，不可胜量：自然界万物并存于世，它们的阴阳消长变化是不可能一一进行估量的。

［3］虚实呿吟：通达虚实，洞悉呼吸吟叹。

［4］方：道。

［5］达：贯通，穿透。

［6］缺：缺损，消熔。

［7］绝：阻断。

［8］黔首共余食：百姓都只知道饱食终日，而不明白阴阳的道理、针刺的妙处。黔首，秦代对百姓的称谓；余，充足、丰饶。

［9］为：通“伪”。

［10］五法俱立，各有所先：五种方法确立之后，选择运用时还当根据需要有所先后。

［11］末世：后世，此指近世。

［12］虚者实之，满者泄之：虚证用补法，实证用泄法。实、虚，均为使动用法。

［13］法天则地：效法天地。

［14］随应而动：随着病情的变化而采用各种针法。

［15］和之者若响，随之者若影：指取得如响应声、如影随形的效果。和，应和；响，回声。

【译文】

黄帝道：人生来就有形体，离不开阴阳之气的变化。天地阴阳二气相互交合，可以分为九州地域，又可以把一年分为春夏秋冬四个季节。月份有小大，昼夜有短长，这都是阴阳消长变化的体现。自然界万物并存于世，它们的阴阳消长变化是不可能一一进行估量的。根据患者微细舒气及呻吟，就能判断出疾病的虚实变化，请问运用什么方法来加以认识和处理呢?

岐伯说：木遇到金，就要被砍伐；火遇到水，就能被熄灭；土地上种植树木，就能变得疏松；金遇到火，就能熔化；水遇到土，就能被阻挡。万物都是按照这种规律变化的，就不一一列举了。所以用针刺来治疗疾病，

便可以不死亡吗？有的人说："这是由于劳动伤害人的缘故。"那么戒除劳动便可以不死亡吗？有的人说："这是由于思虑扰乱人的缘故。"那么摒弃思虑便可以不死亡吗？果真能够做到断绝嗜欲、戒除劳动、摒弃思虑，能避免患上疾病而早亡的情况是有的。而人由衰老到昏耄，由昏耄到死亡，这种情况依然是存在的。何况四十岁以前也不曾没有嗜欲、劳苦、思虑，然而却能一天天地生长；四十岁以后，即使没有嗜欲、劳苦、思虑，却一天天地消减，这其中的缘故是什么呢？

【原文】

盖人之生也，顾[1]夏虫而却[2]笑，以为是物之生死，何其促也，而不知我实犹是耳。当其受生之时，已有定分[3]焉。所谓定分者，元气也。视之不见，求之不得，附于气血之内，宰乎气血之先。其成形之时，已有定数。譬如置薪于火，始然[4]尚微，渐久则烈，薪力既尽，而火熄矣。其有久暂之殊者，则薪之坚脆异质也。故终身无病者，待元气之自尽而死，此所谓终其天年[5]者也。至于疾病之人，若元气不伤，虽病甚不死，元气或[6]伤，虽病亦死，而其中又有辨焉。有先伤元气而病者，此不可治者也；有因病而伤元气者，此不可不预防者也。亦有因误治而伤及元气者，亦有元气虽伤未甚，尚可保全之者，其等不一。故诊病决死生者，不视病之轻重，而视元气之存亡，则百不失一矣。

【注释】

[1] 顾：回视。

[2] 却：后。

[3] 定分：一定的气数，比喻固定的寿限。

[4] 然：同"燃"。

[5] 天年：指人的自然寿命。

[6] 或：如果。

【译文】

人们在活着的时候，回视夏天昆虫的短命之后而嘲笑它，认为这种动物从生到死是何等短暂仓促啊！却没有意识到我们人类的生命其实与这种动物是一样的。在人开始禀受生命的时候已经有固定的寿数了。所说的固定的寿数，就是禀受的元气。看它看不见，求它求不到，它附在气血里，在气血生成之前就主宰着人的生命活动。它在人成形的时候，已经有了一定的气数。好比把木柴放到火上，开始燃烧的时候火苗还小，渐渐地时间久了火焰就猛烈起来，木柴烧完了，火便熄灭了。它的燃烧有时间长短的不同，是因为木柴的质地有坚硬和松软的不同。所以一生没有疾病的人，等到自身的元气自然消耗完后便会死亡，这就是所说的享尽自然寿命。至于患有疾病的人，如果元气没有受损，即使病重也不会死亡，如果元气受损，即使病轻也会死亡，然而其中又有分别了。有的是先损伤了元气然后生病的，这是不能够治疗的；有的是因为生病损伤了元气的，这是不可不预防的。也有由于错误治疗而损伤到元气的，也有元气虽然受损却不严重，还可以保全的，它的等第是不一样的。因此诊治疾病、决断死生的医生，不是看疾病是轻是重，而是看元气是存是亡，这样方能百不失一。

【原文】

至[1]所谓元气者，何所寄耶？五脏有五脏之真精，此元气之分体[2]者也。而其根本所在，即《道经》所谓丹田，《难经》所谓命门，《内经》所谓七节之旁，中有小心，阴阳阖辟[3]存乎此，呼吸出入系乎此。无火而能令百体皆温，无水而能令五脏皆润。此中一线未绝，则生气一线未亡，皆赖此也。

【注释】

［1］至：至于。

［2］分体：整体的一部分。

［3］阖辟：闭合与开启。

【译文】

至于人们所说的元气，主要寄托在什么地方呢？五脏都有五脏的真精元气，这些是人体元气的分支。而元气的根本存在的地方，就是《道经》所说的“丹田”，《难经》所说的“命门”，《内经》所说的第七椎的两旁，中间有个小心。阴阳开合就存于这里，呼吸出入系于这里。这里虽然没有火却能让全身都温暖，没有水却能让五脏都润泽。只要这里有一线不断，生命就有一线不死，都是依赖这里的元气。

【原文】

若夫有疾病而保全之法何如？盖元气虽自有所在，然实与脏腑相连属[1]者也。寒热攻补不得其道，则实其实而虚其虚，必有一脏大受其害。邪入于中，而精[2]不能续，则元气无所附而伤矣。故人之一身，无处不宜谨护，而药不可轻试也。若夫预防之道，惟上工能虑在病前，不使其势已横[3]而莫救，使元气克全，则自能托邪于外。若邪盛为害，则乘元气未动，与之背城而一决[4]，勿使后事生悔，此神而明之之术也。若欲与造化争权，而令天下之人终不死，则无是理矣。

【注释】

［1］连属：连接。

［2］精：指五脏的真精。

［3］横：暴烈、猛烈。

［4］背城而一决：决一死战。

【译文】

如果生病了，那么之后保全的方法是什么？元气虽然有它所在的地方，然而实际上是和五脏六腑相连接的。如果治疗疾病的时候，没有掌握寒热药攻补之法的运用，便会使实证更实，虚证更虚，必定会有某一脏大受伤害。邪气侵入到人体，五脏真精不能接续而至，元气便没有地方依附，因而会受到损伤。所以人的全身，没有一处不应当谨慎护养，而药物不可以轻易试用。至于预防疾病的办法，只有高明的医生才能在生病之前预先考虑到，不使病势发展到已经横暴而没法挽救的地步，使元气得以保全，就自然能够把病邪托出到人体。如果邪气过盛造成危害，就趁元气没受损，和病邪决一死战，不要拖延造成元气受损，后悔莫及。这就是掌握灵活运用元气的方法。但如果要同大自然争权，让普天下的人永不死亡，是没有这种道理的。

［3］措身：安身、置身。

［4］闷若无端：迷迷糊糊地不知衰亡的原因。闷若，浑然不觉的样子；无端，没有头绪、不明原因。

［5］一切：一般、普通。

［6］庶几：庶慕。

［7］畎浍：田间水沟。比喻少。

［8］尾闾：传说海水所归之处。比喻多。

［9］所希：此指养生的效验。希，希求。

［10］交赊：近远。交，此指物质嗜好之近；赊，此指养生效验之远。

【译文】

那些不听劝告凭自己主观意图行事的人，饮食不加节制，因而生了多种疾病；好色不知疲倦，因而导致精力亏竭；他们常常被风寒侵袭，被各种毒物伤害，在生命中途就会因各种灾难而早死。世人都只知道嘲笑或哀叹，说他们不善养生。至于安身不够妥当，在疾病还未显示征兆时就忽视了它的危害，细小的病症累积起来造成损伤，损伤累积起来造成衰弱，从衰弱发展到头发变白，从头发变白发展到衰老，从衰老发展到寿命终结，竟迷迷糊糊地不知衰亡的原因。中等才智的人们，还以为那是自然的规律。纵使稍有察觉，也都是在患病之后开始叹息悔恨，却不知道在疾病还没有显露时就应该小心防范各种危害。这就像齐桓侯染上了将死的疾病，却为扁鹊的先见之明而发怒一样，把感到了病痛的时候当作患病的开始。病害是在还没有显露的时候就已经形成了，却要在病情显著之后才进行救治，所以治疗不见功效；奔波于常人之间，所以只能有一般的寿命。纵观古今，无不都是这样。用多数人的情况来证实自己的看法，用跟常人寿命情况相同来安慰自己，认为天地之间的道理，都在这里了。即使听到了养生的方法，也用自己的见识去评判它，认为它不怎么样；其次则是疑虑重重，即是稍有仰慕养生奥妙道理之心，却不知道如何遵从；再次是自己努力服用药物，半年一年之后，劳苦一番却没有效果，心志因此倦怠而衰退下来，中途又放弃了。有的人补益自己就像用田间水沟去浇地一样少，可是耗散的正气却像用海水流归之处的洞穴让大水奔泻而去一样多，却还想坐待明显的回报；有的人压抑性情，强忍欲望，割弃了伟大的志愿，可是世俗的嗜好却常常在耳目之前，而所希求的养生功效要在数十年之后才能显现出来，又担心两者都会失去，心中犹豫不决，思想在内不断斗争，物欲在外不断诱惑，物质享受的眼前利益与养生的长远功效相互排斥，这样最终也要失败的。

【原文】

夫至物微妙，可以理知，难以目识，譬犹豫章，生七年然后可觉耳。今以躁竞之心，涉希静[1]之涂，意速而事迟，望近而应远，故莫能相终。

夫悠悠者既以未效不求，而求者以不专丧业，偏恃者以不兼无功，追术者以小道自溺，凡若此类，故欲之者万无一能成也。

善养生者则不然也。清虚静泰[2]，少私寡欲。知名位之伤德，故忽而不营，非欲而强禁也。识厚味之害性，故弃而弗顾，非贪而后抑也。外物以累心不存，神气以醇白[3]独著，旷然[4]无忧患，寂然[5]无思虑。又守之以一[6]，养之以和，和理日济，同乎大顺[7]。然后蒸以灵芝，润以醴泉，晞以朝阳，绥以五弦[8]，无为自得，体妙心玄[9]，忘欢而后乐足，遗生而后身存。若此以往，庶可与羡门比寿，王乔争年，何为其无有哉？

【注释】

[1] 希静：无声。此指清心寡欲的修养。

[2] 清虚静泰：心地清净，行动安和。

[3] 醇白：淳朴恬静。

[4] 旷然：指开朗。

【原文】

夏三月[1]，此谓蕃秀[2]。天地气交，万物华实，夜卧早起，无厌于日，使志无怒，使华英[3]成秀，使气得泄，若所爱在外，此夏气之应，养长之道也。逆之则伤心，秋为痎疟[4]，奉收者少，冬至重病。

【注释】

[1]夏三月：指农历的四、五、六月。

[2]蕃秀：草木繁茂，华美秀丽。秀，华美。

[3]华英：这里指人的容貌面色。

[4]痎疟：疟疾的总称。

【译文】

夏季的三个月，可谓草木繁茂，是自然界万物繁茂秀美的时令。此时天气下降，地气上腾，天地之气相交，植物开花结实，长势旺盛，人们应该晚睡早起，不要厌恶长日，情志应保持愉快，切勿发怒，要使精神饱满，使气机宣畅，通泄自如，心情舒畅外向，对外界事物有浓厚的兴趣，这是适应夏季的气候，而保护长养之气的方法。如果违逆了夏长之气，就会损伤心脏，到秋天容易发生疟疾，会使提供给秋收之气的条件不足，冬天再次发生疾病。

【原文】

秋三月[1]，此谓容平[2]。天气以急，地气以明，早卧早起，与鸡俱兴，使志安宁，以缓秋刑，收敛神气，使秋气平，无外其志，使肺气清，此秋气之应，养收之道也。逆之则伤肺，冬为飧泄[3]，奉藏者少。

【注释】

[1]秋三月：指农历的七、八、九月。

[2]容平：草木到秋天已达成熟阶段。容，万物之形态。平，即成，成熟。

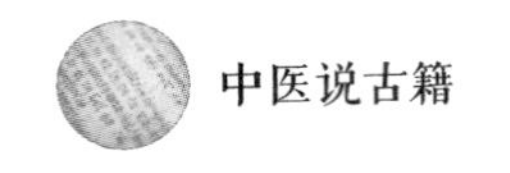

［3］飧泄：完谷不化的泄泻。

【译文】

秋季的三个月，可谓气象平定，自然景象因万物成熟而平定收敛。此时，天高风急，地气清肃，人应早睡早起，和鸡的活动时间相仿，以保持神志的安宁，减缓秋季肃杀之气对人体的影响，收敛神气，以适应秋季容平的特征，不使神思外驰，以保持肺气的清肃功能，这就是适应秋令的特点而保养人体收敛之气的方法。若违逆了秋收之气，就会伤及肺脏，使提供给冬藏之气的条件不足，冬天就要发生飧泄病。

【原文】

冬三月［1］**，此谓闭藏**［2］**。水冰地坼，无扰乎阳，早卧晚起，必待日光，使志若伏若匿，若有私意，若已有得，去寒就温，无泄皮肤，使气亟夺**［3］**，此冬气之应，养藏之道也。逆之则伤肾，春为痿厥**［4］**，奉生者少。**

【注释】

［1］冬三月：指农历的十、十一、十二月。

［2］闭藏：密闭潜藏。指万物生机潜伏。

［3］亟夺：多次损伤。亟，频繁、多次。夺，被耗伤。

［4］痿厥：四肢痿软无力。

【译文】

冬季的三个月，可谓阳气闭藏，生机潜伏，万物蛰藏的时令。当此时节，水寒成冰，大地开裂，人应该早睡晚起，待到阳光照耀时起床才好，不要轻易扰动阳气，妄事操劳，要使神志深藏于内，安静自若，好像有个人的隐秘，严守而不外泄，又像得到了渴望得到的东西，把它密藏起来一样，要躲避寒冷，求取温暖，不要使皮肤开泄而不断汗出，使阳气耗散，这是适应冬季的气候，而保养人体闭藏功能的方法。违逆了冬令的闭藏之气，就会损伤肾脏，使提供给春生之气的条件不足，春天就会发生痿厥之疾。

外边；月亮有残缺，属于阴，禀受太阳的光而变得明亮。人体阴气的消长是根据月亮的盈缺而变化的。所以人体的生长发育，男子十六岁精气通畅，女子十四岁经水运行，在人体成形之后，还要依赖后天的乳哺、水谷充养，阴气开始生成后可以与阳气结合，才能成人，才能成为人的父母。古人一定会在将近二三十岁之后才嫁人娶妻，可见阴气很难生成，但古人是很善于摄生养性的。《礼记》注说：只有在五十岁之后开始养阴对人是有助益的。《内经》说：年龄到四十岁后阴气减半，日常生理功能开始衰退。

【原文】

又曰：男子六十四岁而精绝，女子四十九岁而经断。夫以阴气之成，止供[1]给得三十年之视听言动，已先亏矣。人之情欲无涯[2]，此难成易亏之阴气，若之何而可以供给也？经曰：阳者，天气也，主外；阴者，地气也，主内。故阳道实，阴道虚。

【注释】

［1］供：供给、供应。

［2］无涯：没有尽头。

【译文】

又说：男子六十四岁精气衰竭，女子四十九岁经水断绝。阴气生成之后，只能供应人体三十年的视觉、听觉、言语、活动，已经先行亏耗。人的七情六欲没有尽头，很难形成容易亏耗的阴气，那么什么可以作为阴气的供给呢？《内经》说：阳，天之气，主外；阴，地之气，主内。所以阳实而阴虚。

【原文】

又曰：至阴虚，天气绝[1]；至阳盛，地气不足。观虚与盛之所在，非吾之过论。主闭藏者，肾也，司疏泄者，肝也。二脏皆有相火，而其系

上属于心。心，君火也，为物所感则易动，心动则相火亦动，动则精自走，相火翕然而起，虽不交会，亦暗流而疏泄矣。所以圣贤只是教人收心养心，其旨深矣。天地以五行更迭衰旺[2]而成四时，人之五脏六腑亦应之而衰旺。四月属巳，五月属午，为火大旺。火为肺金之夫，火旺则金衰。六月属未，为土大旺，土为水之夫，土旺则水衰。况肾水常藉[3]肺金为母，以补助其不足，故《内经》谆谆于资其化源也。

【注释】

［1］绝：衰竭。

［2］更迭衰旺：更替交迭衰弱旺盛。

［3］藉：凭借、依靠。

【译文】

又说：阴虚太过则天气衰竭，阳盛太过则地气不足。查找反映虚和盛的所在之处，不是我自己随便讲的。肾主闭藏，肝主疏泄。这两脏，都含有相火，上系于心。心属君火，容易被外物所扰动，君火动则相火也动，火动则精自然就会耗散，相火无所制约而变得亢盛，虽然相火与君火没有直接交会，但也会造成肾闭藏和肝疏泄功能的异常。所以圣贤只是教人们收心、养心，其中的奥旨可是很深刻的呀。天地凭借五行的更替交迭、衰弱旺盛而形成四时，人的五脏六腑也与其相照应而有衰弱旺盛之别。四月属于巳，五月属于午，是心火非常旺盛的时候。心火是肺金所不胜，心火旺盛则肺金衰弱。六月属于未，是脾土非常旺盛的时候，脾土是肾水所不胜，脾土旺盛则水衰弱。况且肾水常常凭借肺金是“母”这个缘故，来补充助养它的不足。所以《内经》反复提及要资助化生之源。

【原文】

古人于夏，必独宿而淡味，兢兢业业于爱护也。保养金水二脏，正嫌[1]火土之旺尔。《内经》曰：冬不藏精者，春必病温。十月属亥，十一

月属子，正火气潜伏闭藏，以养其本然之真，而为来春发生升动之本。若于此时恣[2]嗜欲以戕贼，至春升之际，下无根本，阳气轻浮，必有温热之病。夫夏月火土之旺，冬月火气之伏，此论一年之虚耳。若上弦前、下弦后，月廓月空，亦为一月之虚。大风大雾，虹霓飞电，暴寒暴热，日月薄蚀，忧愁忿怒，惊恐悲哀，醉饱劳倦，谋虑勤动，又皆为一日之虚。若病患初退，疮痍正作，尤[3]不止于一日之虚。

【注释】

[1] 嫌：嫌弃、介意。

[2] 恣：过度、无拘束、放任。

[3] 尤：还。

【译文】

古人在夏天的时候一定会独自居住并且饮食清淡，小心翼翼地去爱护。保养肺金和肾水两脏，十分介意心火、脾土的旺盛。《内经》说：冬天不闭藏精气，春天一定会得温病。十月属于亥，十一月属于子，正是火气潜伏闭藏的时候，来滋养其自身本就具有的真元之气，来作为来年春天生发、升动的根本。如果在这个时候过度嗜欲不懂节制而助长贼邪之气，到了春天生发之时，下无根本，阳气轻浮，一定会得温热之类的疾病。夏月火土旺盛，冬月火气潜伏，这说的是一年中最虚弱的时候。像是上弦月之前，下弦月之后，月满与月空，都是一月间最虚弱的时候。大风大雾，虹霓飞电，暴寒暴热，日月薄蚀，忧愁愤怒，惊恐悲哀，醉饱劳倦，谋虑勤动，这些又都是一天中最虚弱的时候。如果疾病刚刚好转，疮痍正在发作，虚弱的时间还不止是前面说的一天中最虚弱的那些时候。

【原文】

今日多有春末夏初，患头痛脚软，食少体热，仲景谓春夏剧，秋冬差[1]，而脉弦大者，正世俗所谓注夏病。若犯此四者之虚，似难免此。

夫当壮年，便有老态，仰事俯育，一切隳[2]坏。兴言至此，深可惊惧。古人谓不见所欲，使心不乱。夫以温柔之盛于体，声音之盛于耳，颜色之盛于目，馨香之盛于鼻，谁是铁汉，心不为之动也？善摄生[3]者，于此五个月出居于外。苟值[4]一月之虚，亦宜暂远帷幕，各自珍重，保全天和，期无负敬身之教，幸甚！

【注释】

[1]差：通“瘥”，病愈、好转。

[2]隳（huī）：毁坏、破坏。

[3]摄生：指养生。

[4]值：刚好在、刚好遇到。

【译文】

当今多有春末夏初的时候，患头痛、脚软、饮食减少、身体发热的患者，张仲景说春夏剧烈秋冬好转，而脉弦大的人，正是世俗所说的注夏病。若出现了这四种虚的表现，似乎是难以避免的。在正值壮年的时候便出现了衰老的状态，上要奉养父母，下要抚育儿女，种种事情都会崩坏。一下子说到这里，深感惊怖恐惧。古人说节制欲望，是心不迷乱。但是若是使身体感受到温和柔软的感觉，使耳朵听到好听的声音，使眼睛看到好看的颜色，使鼻子闻到好闻的香气，谁可称得上是铁汉而不心动呢？善于养生的人，在这五个月间在外居住。假如刚好处在一月间虚弱的时候，也应该暂时远离其他事务，各自珍重，保全自然和顺之气，以期不辜负敬重自身的教诲，这才是十分幸运的呀！

[4] 治：正常。

[5] 何怪：怪何，惊怪什么。

[6] 寤：醒。与“寐”相对。

[7] 间：病愈。

[8] 居：表示相隔了一段时间。

【译文】

晋昭公时期，众大臣的势力已很强大而国君同族的力量衰弱。赵简子是大臣，独揽国家大事。一次，赵简子生了病，过了五天仍没有醒来，大臣们都很担忧，于是召见扁鹊。扁鹊进到赵简子的房间，诊过病情就出来了。董安于向扁鹊询问病情。扁鹊说：“血脉正常，你惊怪什么？从前秦穆公也曾出现过这样的情况，七天后才苏醒。如今主君的病和他的相同，不出三天一定痊愈。”过了两天半，赵简子就苏醒了。

【原文】

其后扁鹊过虢。虢太子死。扁鹊至虢宫门下，问中庶子喜方者曰：“太子何病[1]，国中治穰[2]过于众事？”中庶子曰：“太子病血气不时[3]，交错而不得泄，暴发于外，则为中害[4]。精神不能止邪气，邪气蓄积而不得泄，是以阳缓而阴急[5]，故暴蹶[6]而死。”扁鹊曰：“其死何如[7]时？”曰：“鸡鸣至今。”曰：“收[8]乎？”曰：“未也，其死未能半日也。”“言臣齐勃海秦越人也，家在于郑，未尝得望精光[9]，侍谒于前也。闻太子不幸而死，臣能生之。”中庶子曰：“先生得无诞[10]之乎？何以言太子可生也？臣闻上古之时，医有俞跗，治病不以汤液醴[11]洒、镵石挢引、案扤毒熨。一拨[12]见病之应，因五脏之输，乃割皮解肌，诀脉[13]结筋，搦[14]髓脑，揲荒爪幕，湔浣肠胃，漱涤五脏，练精易形。先生之方能若是，则太子可生也；不能若是，而欲生之，曾[15]不可以告咳[16]婴之儿。”终日[17]，扁鹊仰天叹曰：“夫子之为方也，若以管窥

天，以郄视文[18]。越人之为方也，不待切脉、望色、听声、写形，言病之所在。闻病之阳，论得其阴；闻病之阴，论得其阳。病应见于大表，不出千里，决者至众，不可曲止也。子以吾言为不诚，试入诊太子，当闻其耳鸣而鼻张，循其两股，以至于阴，当尚温也。”中庶子闻扁鹊言，目眩然[19]而不瞚，舌挢然[20]而不下，乃以扁鹊言入报虢君。

【注释】

［1］何病：病何，患什么病。病，动词。

［2］禳：通“禳”，除恶祛邪的祭祀。

［3］不时：不按时，指气血运行没有规律。

［4］中害：内脏受害。中，指内，古人谓内脏为中脏。

［5］阳缓而阴急：谓阳气衰微，阴邪亢盛。

［6］蹷：通“厥”，气逆上而晕眩倒地、失去知觉。

［7］何如：多少、多长。

［8］收：收殓、殓葬。

［9］精光：指虢君的仪容神采。

［10］诞：欺骗。

［11］醴：甜酒。

［12］拨：诊察，诊治。

［13］诀脉：疏通脉络。诀，通“决”，疏导。

［14］搦（nuò）：按压、按摩。

［15］曾：竟、简直。

［16］咳（hái）：小儿笑声。

［17］终日：许久、很久。

［18］以郄视文：从缝隙中看图纹。郄，通“隙”，缝隙，空隙。文，同“纹”，图纹。

［19］眩然：眼睛昏花貌。

［20］挢然：举起貌，翘起的样子。

【译文】

后来扁鹊路过虢国，刚好遇见虢太子亡故。于是扁鹊来到虢国宫门下，向喜好方术的中庶子问道："太子患了什么病？国都中举行除恶祛邪的祭祀要超过其他所有的事情？"中庶子说："太子患了气血不能按时规律运行的病，正邪交错相争，邪气不能宣散，突然在体表发作，造成了内脏的损害。体内的正气不能阻止邪气，邪气聚集起来而又不能宣散，因此使得阳气虚衰，阴邪旺盛，所以突然昏厥而死去了。"扁鹊说："他死了多长时间了？"中庶子说："从丑时到现在。"扁鹊说："入殓了吗？"中庶子说："没有，他死去还不到半天呢。"扁鹊说："请转告虢君，说我是齐国勃海郡的秦越人，家住在郑国。从来没有能够见到过虢君的风采，到近前侍奉过虢君。听说太子不幸亡故，我能使他复活。"中庶子说："先生该不是在欺骗我吧？凭什么说太子可以复活呢？我听说上古的时候，有位叫俞附的医生，治病时不用汤剂酒剂、石针导引、按摩药熨，一诊察就能发现病证所在。然后依循着五脏的腧穴，就割开皮肉，疏通脉络，联结筋脉，按治髓脑，割治膏肓的病邪，疏理隔膜，洗涤肠胃，清洗五脏，修炼精气，改变形色。先生的医术能像这样，那么太子就能复活；若不能像这样，却想使他复活，简直不能把方才的话告诉刚刚会笑的婴儿！"良久，扁鹊仰天叹道："先生运用医术，犹如用竹管子看天空，从缝隙里看纹饰；我运用医术，用不着切脉、望色、听声音和审察患者的形态，就能讲出病证所在。只要了解了疾病的外在症状，就能推知其内在病机；只要听到了疾病的内在病机，就能推知其外在症状。疾病表现在人的体表，只要患者不在千里之外，我决断病情的方法有很多，不能一一详尽。您要是认为我的话不可相信，就试一试入宫去诊察太子，一定会听见他耳中在响，看到他的鼻翼在翕动。顺着他的两侧大腿往上摸，直到阴部，会仍然是温的。"中庶子听了扁鹊的话，吃惊得两眼昏花，不知眨动，舌头翘起，不能放下，这才把扁鹊的话带进

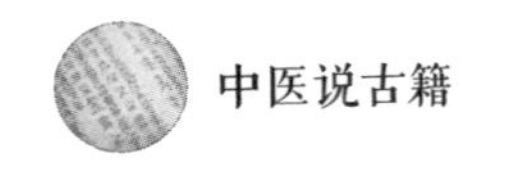

宫中报告给了虢君。

【原文】

虢君闻之大惊，出见扁鹊于中阙，曰："窃闻高义[1]之日久矣，然未尝得拜谒于前也。先生过小国，幸而举[2]之，偏国寡臣幸甚。有先生则活，无先生则弃捐填沟壑[3]，长终而不得反。"言未卒，因嘘唏[4]服臆，魂精泄横，流涕长潸，忽忽[5]承睫，悲不能自止，容貌变更。扁鹊曰："若太子病，所谓尸蹶者也。太子未死也。"扁鹊乃使弟子子阳厉针砥石[6]，以取外三阳五会。有间[7]，太子苏。乃使子豹为五分之熨，以八减之齐和煮之，以更[8]熨两胁下。太子起坐。更适[9]阴阳，但服汤二旬而复故。故天下尽以扁鹊为能生死人[10]。扁鹊曰："越人非能生死人也。此自当生者，越人能使之起[11]耳。"

【注释】

[1] 高义：崇高德行。

[2] 举：抬举、救助。此谓救治。

[3] 弃捐填沟壑："死"的婉称。捐，放弃；壑，山谷、山沟。

[4] 嘘唏：悲咽抽泣声。

[5] 忽忽：泪水流得很快的样子，表示忧伤。

[6] 厉针砥石：研磨针石。厉，同"砺"，砺、砥，皆为磨刀石。

[7] 有间：过了一会儿。间，一会儿、顷刻。

[8] 更（gēng）：交替，轮流。

[9] 适：调适、调理、调和。

[10] 生死人：使死人复活。

[11] 起：病愈、康复。

【译文】

虢君听了之后大吃一惊，亲自出来到宫殿中门迎见扁鹊，说："私下听说先生高尚义行的日子已经很久了，但是从来没能到先生面前拜见。先生来到我们这个小国，让我们幸运地得到救治，我们这个偏僻小国的太子真是太幸运了！有先生他就会复活，没有先生他就会死去，永远不能回生了。”话没有说完，就抽泣不已，悲伤得气满于胸，不能平静，精神恍惚，泪水长流，泪珠不住滚出，挂在睫毛上，悲伤不能自已，连容貌都改变了。扁鹊说：“太子的病，就是人们所说的‘尸厥’。太子并没有死。”扁鹊就让弟子子阳磨好针具，用以针刺头顶的百会穴。过了一会儿，太子苏醒了过来。扁鹊就又让另一弟子子豹运用能使药力深入人体五分深浅的熨法，将八减之剂混在一起煎煮，煎成后用来交替着热敷两侧胁下。太子坐了起来。进一步调节阴阳，只服了二十天汤药就恢复了健康。由此天下都认为扁鹊能起死回生。扁鹊说：“我并不能起死回生。这是由于他原本就没有死，我只是使他恢复而已。”

【原文】

扁鹊过齐，齐桓侯客之[1]。入朝见，曰：“君有疾在腠理[2]，不治将深。”桓侯曰：“寡人无疾。”扁鹊出，桓侯谓左右曰：“医之好利也，欲以不疾者为功。”后五日，扁鹊复见，曰：“君有疾在血脉，不治恐深。”桓侯曰：“寡人无疾。”扁鹊出，桓侯不悦。后五日，扁鹊复见，曰：“君有疾在肠胃间，不治将深。”桓侯不应。扁鹊出，桓侯不悦。后五日，扁鹊复见，望见桓侯而退走。桓侯使人问其故。扁鹊曰：“疾之居腠理也，汤熨之所及也；在血脉，针石之所及[3]也；其在肠胃，酒醪之所及也；其在骨髓，虽司命[4]无奈之何[5]！今在骨髓，臣是以无请也。”后五日，桓侯体病[6]，使人召扁鹊，扁鹊已逃去。桓侯遂死。

【注释】

[1] 客之：把他当作客人。

[2] 腠理：人体皮肤肌肉的纹理。此指肌肤之间。

［3］所及：达到的部位。

［4］司命：古代传说中掌管生命的神。司，主管。

［5］无奈之何：不能对它怎么样。

［6］病：病重。

【译文】

扁鹊到了齐国，齐桓侯把他当作客人招待。扁鹊入朝拜见，对齐桓侯说道："您有病，在皮肉之间，不治疗将会加重。"齐桓侯说："我没有病。"扁鹊出去后，齐桓侯对左右近臣说："大夫贪图名利，竟妄想通过治疗没病的人来谋取功利。"五天后，扁鹊又去拜见齐桓侯，说："您有病在血脉之中，不治疗恐怕要加重。"齐桓侯说："我没有病。"扁鹊出去后，齐桓侯很不高兴。五天后，扁鹊又去拜见齐桓侯，说："您有病在肠胃之中，不治疗将会加重。"齐桓侯不予理睬。扁鹊出去后，齐桓侯更不高兴了。五天后，扁鹊又去拜见齐桓侯，但是望见了齐桓侯却退出去跑开了。齐桓侯派人去询问其中的缘由，扁鹊说："疾病处在皮肉之间的时候，汤药、热熨就能治愈；处在血脉之中，针刺能够治愈；处在肠胃之中，药酒能够治愈；如果进入骨髓，即使是掌管生命的神也不能把它怎么样了。如今病已经在骨髓了，我因此不再请求诊治了。"五天后，齐桓侯病重，派人去传召扁鹊，扁鹊已经逃走了。齐桓侯就死去了。

【原文】

使[1]圣人预知微[2]，能使良医得蚤[3]从事，则疾可已[4]，身可活也。人之所病，病疾多；而医之所病，病道少。故病有六不治：骄恣[5]不论于理，一不治也；轻身重财[6]，二不治也；衣食不能适，三不治也；阴阳并，藏气不定[7]，四不治也；形羸[8]不能服药，五不治也；信巫不信医，六不治也。有此一者，则重[9]难治也。

【注释】

[1] 使：假使。

[2] 微：指发病前的征兆，尚未显露症状的疾病。

[3] 蚤：通“早”。

[4] 已：止。指病愈。

[5] 骄恣：骄横放纵。恣，任性、放纵。

[6] 轻身重财：轻视身体，看重钱财。

[7] 藏气不定：谓脏腑精气不安和，失去正常功能。藏气，指五脏的功能活动。

[8] 羸：瘦弱。

[9] 重：甚、很。

【译文】

假使圣人预先察觉疾病发生前的征兆，能够让良医尽早进行治疗，那么疾病就能痊愈，人体得以存活。人们担忧的事情，是疾病多；而医生担忧的事情，是治病的方法少。所以疾病有六种情况不能治疗：骄横放纵不讲道理，这是第一种不能治疗的情况；以身体为轻，以钱财为重，这是第二种不能治疗的情况；衣食不能适应四季阴阳的变化，这是第三种不能治疗的情况；气血不和，五脏精气不能安守于内，这是第四种不能治疗的情况；身体过于瘦弱，不能适应药力，这是第五种不能治疗的情况；相信巫师而不相信医生，这是第六种不能治疗的情况。如果有这几种中的任意一种情况，就很难治疗了。

【原文】

扁鹊名闻天下。过邯郸，闻贵妇人，即为带下医；过洛阳，闻周人爱老人，即为耳目痹医；来入咸阳，闻秦人爱小儿，即为小儿医，随俗为变。秦太医令李醯自知伎[1]**不如扁鹊也，使人刺杀之。至今天下言脉者，**

由[2]扁鹊也。

【注释】

［1］伎：通“技”，技能、医技。

［2］由：从、遵循。

【译文】

扁鹊的名声传遍了天下。到了邯郸，听说这里的人尊重妇女，就做起了妇科医生；到了洛阳，听说周王朝的人敬爱老人，就做起了专治耳目痹痛的医生；到了咸阳，听说秦国人爱护小儿，就做起了小儿科医生，总之是随着风俗的不同而变换行医的重点。秦国的太医令李醯知道自己的医术不如扁鹊，就派人刺杀了扁鹊。至今天下研习脉学的人，都遵从的是扁鹊的理论学说。

之外，那么我的道行就完满了。”

于是，皇甫谧没有去做官。他潜心研习典籍，废寝忘食，所以当时的人说他是“书淫”。有人劝告他过于专心，将会耗损精神。皇甫谧说：“早晨学到了真理，就算晚上死去也是值得的，何况生命的长短是上天所定呢！”

【原文】

叔父有子既冠[1]，谧年四十丧所生后母，遂还本宗。

城阳太守梁柳，谧从姑子也。当之官[2]，人劝谧饯之。谧曰：“柳为布衣时过[3]吾，吾送迎不出门，食不过盐菜，贫者不以酒肉为礼。今作郡而送之，是贵城阳太守而贱梁柳，岂中古人之道，是非吾心所安也。”

【注释】

[1] 既冠：已经成人。冠，古代的男子年二十束发加冠，即成人。

[2] 当之官：当要去赴任为官的时候。之，往。

[3] 过：探望。

【译文】

叔父后来有了儿子，已经二十岁成人，皇甫谧四十岁时叔母去世，于是返回本家承继宗嗣。

城阳（今山东莒县）太守梁柳是皇甫谧父亲堂姊妹的儿子。当梁柳要去城阳赴任时，有人劝皇甫谧为他饯行。皇甫谧说：“梁柳没有做官时探望过我，我都不出门迎送，吃饭也不过盐菜之类，贫穷的人不以酒肉来招待。现在他当了郡太守就用酒宴来饯行，是看重城阳太守的官职而看轻了梁柳本人，难道这符合古人的为人之道吗？这不是能使我安心的做法。”

【原文】

其后武帝频下诏敦逼不已，谧上疏自称草莽臣，曰：“臣以尫弊，迷

于道趣[1]，因疾抽簪[2]，散发林皐，人纲不闲[3]，鸟兽为群。陛下披榛采兰[4]，并收蒿艾。是以皋陶振褐[5]，不仁者远。臣惟[6]顽蒙，备食晋粟，犹识唐人击壤之乐，宜赴京城，称寿阙外。而小人无良，致灾速祸，久婴[7]笃疾，躯半不仁[8]，右脚偏小，十有九载。又服寒食药，违错节度，辛苦荼毒，于今七年。隆冬裸袒食冰，当暑烦闷，加之咳逆，或若温疟，或类伤寒，浮气[9]流肿，四肢酸重。于今困劣，救命呼噏，父兄见出，妻息[10]长诀。仰迫天威，扶舆[11]就道，所苦加焉，不任进路，委身待罪，伏枕叹息。臣闻韶卫[12]不并奏，雅郑不兼御，故郤子入周，祸延王叔；虞丘称贤，樊姬掩口。君子小人，礼不同器，况臣糠蘱，糅之雕胡[13]？庸夫锦衣，不称其服也。窃闻同命之士，咸以毕到，惟臣疾疢，抱衅床蓐，虽贪明时，惧毙命路隅。设臣不疾，已遭尧舜之世，执志箕山，犹当容之。臣闻上有明圣之主，下有输实[14]之臣；上有在宽之政，下有委情之人。惟陛下留神垂恕，更旌[15]瑰俊，索隐于傅岩，收钓于渭滨，无令泥滓久浊清流。”谧辞切言至，遂见听许。

岁余，又举贤良方正，并不起。自表就帝借书，帝送一车书与之。谧虽羸疾，而披阅不怠。初服寒食散，而性与之忤，每委顿不伦，尝悲恚，叩刃欲自杀，叔母谏之而止。

【注释】

［1］道趣：学术乐趣。

［2］抽簪：簪，连冠于发的簪子，仕宦所用，故称弃官引退为“抽簪”。

［3］闲：通“娴”，熟悉。

［4］披榛采兰：披，拔开。榛，丛生的荆棘。比喻选拔人才。

［5］皋陶振褐：喻从百姓到朝廷为官。皋陶。传说是舜的臣子，掌刑狱之事。

［6］惟：虽然。

［7］婴：缠绕。

［8］不仁：麻木的感觉。

［9］浮气：指身上流动的水气。

［10］妻息：妻子儿女。息，指子女。

［11］扶舆：支撑着车。舆，泛指车。

［12］韶卫：韶，乐曲名，此处比喻高雅的乐曲，与下文“雅”意同。卫，卫乐，此处比喻低俗的乐曲，与下文“郑”意同。

［13］雕胡：古代的六谷之一,一般秋季结实，色白而滑，可用来做饭。

［14］输实：一般指忠诚。输，传达，传送。实，实情。

［15］旌：表彰，选拔。

【译文】

后来晋武帝屡次下诏敦促逼迫皇甫谧出仕，皇甫谧上书自称草野之臣说:“我瘦弱多病，沉迷于学术旨趣，因为有病而弃官归隐山林，不熟习人伦礼法，常与鸟兽为伴。陛下四处探访选拔人才，像我这样不才的人也被征用了。从百姓到入朝廷任官，不贤仁的人应远离朝廷。我虽然是个顽钝愚蠢的人，但吃着朝廷的粮食，享受着这太平盛世，应该到京城去，在宫阙之外祝您万寿无疆。而我没有善德，招致灾祸，久为重病所困，半个身子麻木不仁，右脚肌肉萎缩而变小，已有十九年。又因为服寒食散，违背了服食的规则分寸，反造成毒害，到现在已经有七年了。盛冬时得袒露身体服食冰雪，暑天更觉烦闷，再加上伴有咳嗽气逆，有时像患了温疟，有时又像患了伤寒，气急浮肿，四肢酸重。现在情况更为严重，亟待救治，父兄离弃我，妻儿与我诀别。如果仰仗迫于您的天威扶车上路，那么病痛更会加剧，不能胜任入仕为官之路，只能委身待罪，伏在枕上叹息。我听说韶乐、卫乐不能同时演奏，雅乐、郑声两种乐曲也不能同时使用，晋厉公派郤入周报功，郤归功于己并贿赂周大夫王叔，后王叔因此收到牵连；虞丘子从未引贤却被楚庄王称为贤相，夫人樊姬掩口窃笑。所以，君子和小人，按照礼制是不能同为所用的，何况我这种才智低劣的人，怎能和才高贤士混杂在一起呢！这就如同一个平庸的人，穿着显贵的锦缎绸衣是不相称的。我听说与我一同被征召的人都已到达京师，只有我因有疾病，待罪床席，虽也贪图能有光明的前途，但惧怕在路途中丧命。即使我没有疾病，且已遇到这样的尧舜之世，如许由隐于箕山，也尚可容忍。我听说上有圣明的皇帝，下就有竭尽忠诚的大臣；上有慰问宽厚的政策，下就有能倾注全心的人。希望陛下能留下有才能的人，宽恕我这样久病的人，重新辨明有才俊的人，从傅岩（今山西平陆县东）寻请隐居的贤人，从渭水之滨请来（像姜子牙一样）垂钓的隐士，不要让他们被埋没。”皇甫谧的恳切言词，终于获得了准许。

过了一年多，又被举荐贤良方正，皇甫谧也不去。自己上书给皇帝，要求借书。皇帝送给他一车书。他虽然体弱多病，仍勤读不已。开始服寒食散，因身体与药性相抵触，常常困乏而疲惫不堪，曾悲愤而想伏刃自杀，后经叔母劝阻停止了这种行为。

【原文】

咸宁初，又诏曰：“男子皇甫谧沈静履素，守[1]学好古，与流俗异趣，其以谧为太子中庶子。”谧固辞笃疾。帝初虽不夺其志，寻复发诏征为议郎，又召补著作郎。司隶校尉刘毅请为功曹，并不应[2]。著论为葬送之制，名曰《笃终》，曰：

玄晏先生以为存亡天地之定制，人理之必至也。故礼六十而制[3]寿，至于九十，各有等差，防终以素，岂流俗之乡忌者哉！吾年虽未制寿，然婴疢弥纪，仍遭丧难，神气[4]损劣，困顿数矣。常惧夭陨不期，虑终无素，是以略陈至怀。

【注释】

［1］守：坚持。

［2］应：应允、答应。

［3］制：通“置”，安排、安置。

［4］神气：这里指精神、形体。

【译文】

咸宁初年（公元275年），皇帝又下诏说：“皇甫谧性格沉静，朴素自安，坚持学习，喜好古文典籍，与世俗之人有完全不同的志趣，可以任命谧为太子中庶子。”皇甫谧以病重坚决谢绝。皇帝最初并不强迫他，但不久以后又下诏征召皇甫谧为议郎，后又补任命为著作郎，司隶校尉刘毅请求任命皇甫谧为功曹，皇甫谧都不应允。写了有关葬送制度的论著，命名为《笃终》。说：

玄晏先生认为生死是大自然的规律，人理的必然趋势。按《周礼》记载，六十岁时就安排后事，直到九十岁，各有不同的等级差别，在平日就准备好身后之事以防终日的到来，何必要像世俗那样有诸多忌讳呢！我年龄虽未到六十，然而为疾所困已十多年，屡次遭遇丧亡的危险，精神、形体都遭到损伤，濒危已多次了。我常常恐惧不知何时就夭寿而终，忧虑身后之事平时没有准备，所以大略地陈述一下我对丧葬的真挚的看法。

【原文】

夫人之所贪者，生也；所恶者，死也。虽贪，不得越期[1]；虽恶，不可逃遁。人之死也，精歇形散，魂无不之，故气属于天；寄命终尽[2]，穷体反真，故尸藏于地。是以神不存体，则与气升降；尸不久寄，与地合形。形神不隔，天地之性也；尸与土并，反真之理也。今生不能保七尺之躯，死何故隔一棺之土？然则衣衾[3]所以秽[4]尸，棺椁所以隔真，故桓司马石椁[5]不如速朽；季孙玙璠比之暴骸；文公厚葬，《春秋》以为华元不臣；杨王孙亲土，《汉书》以为贤于秦始皇。如今魂必有知，则人鬼异制，黄泉之亲，死多于生，必将备其器物，用待亡者。今若以存况终，非

即灵之意也。如其无知，则空夺生用，损之无益，而启奸心，是招露形之祸，增亡者之毒也。

【注释】

［1］越期：超越期限。

［2］尽：极限、尽头。

［3］衾：被子。

［4］秽：使污秽，弄脏。

［5］椁：棺材外的套棺。

【译文】

人所贪恋的，是生存；所厌恶的，是死亡。但虽然贪生，也不可能越过寿命期限；虽怕死，也不可能逃脱。人死了，精神活动停止，形体腐败消散，但魂魄如大气一样，无处不到，所以气属于天；寄托于形体的生命终会达到极限，死后尸体归于自然，所以将尸体葬在土地中。魂魄如果不再存在于人体，则与天气同升降；尸体不能长久地保存，与大地合为一体。形体与魂魄不会隔绝，这是天地的本性；尸体与土地合为一体，是归于自然的至理。今生今世不能保存七尺躯体，死后为什么还要用棺材与土地隔开？这样衣被就是用来弄脏尸体的，棺材就是用来隔绝自然的，所以桓司马为自己建造内棺外椁，三年都没有建成，孔夫子对此很反感，认为还不如速朽为好；季孙氏死后将美玉与尸体同葬，有人说这跟暴尸于外没什么分别；华元等人厚葬宋文公，所以《春秋》经认为他们的行为不符合臣子的规矩；杨王孙死前立下遗嘱要求裸葬，所以《汉书》认为他的这种做法要比秦始皇贤明。如果认为灵魂一定有知觉，那么人与鬼虽然有不同的制度，在黄泉的三亲六戚远比活着的人多，他们必将准备物品，用来接待死亡的人。今天如果用生者的想法来比拟死者的思想，那就不是灵魂本来的意思了。如果灵魂本来就没有知觉，那么厚葬就是白白夺去生者的东西，这种消耗毫无益处，还会使用心不良的人萌生盗墓之心，从而招致暴露尸骸之祸，增加对死者的伤害。

【原文】

夫葬者，藏也。藏也者，欲人之不得见也。而大为棺椁，备赠存物，无异于埋金路隅而书表于上也。虽甚愚之人，必将笑之。丰财厚葬以启[1]奸心，或剖破棺椁，或牵曳形骸，或剥臂捋[2]金环，或扪[3]肠求珠玉。焚如之形，不痛于是？自古及今，未有不死之人，又无不发[4]之墓也。故张释之曰："使其中有欲，虽固南山犹[5]有隙；使其中无欲，虽无石椁，又何戚[6]焉！"斯言达矣，吾之师也。夫赠终加厚，非厚死也，生者自为也。遂生意于无益，弃死者之所属，知者所不行也。《易》称"古之葬者，衣之以薪[7]，葬之中野[8]，不封不树"。是以死得归真，亡不损生。

【注释】

［1］启：启发、萌生。

［2］捋：手握住条状物向一端滑动。

［3］扪：摸。

［4］发：挖开。

［5］犹：依旧、仍然。

［6］戚：忧愁。

［7］薪：柴草。

［8］中野：即野中，荒野之中。

【译文】

葬的意思就是藏。藏的意思就是不让人看见。如果兴师动众建造内棺外椁，并且将生前的物品用来陪葬，这就好像是在路边埋了金子，又在上面写了表明书一样，即使是非常愚笨的人，也必然会嘲笑这种行为。用大量的金银财宝厚葬死者，启发奸诈之人的盗墓之心，或者打烂棺椁，将尸体横拖直挪，或顺着死者的双手取下金镯，或循着肠子寻找死者肚子里的珠玉。这种情形，不是比烧杀死者的形体更加残忍惨痛吗？古往今来没有不死之人，也没有不被挖开的墓。所以汉代贤臣张释之曾说过："假使其中有利可图，即使把棺椁修得像南山一样坚固，还是有缝隙可钻的；假如里面无利可图，即使没有石椁，又有什么可担忧的呢！"这实在是至理名言啊，张释之真是我效法之人。为死者加以厚葬，其实并不是对死者表示尊重，而是给生者看的。厚葬对生者和死者都没有任何益处，所以抛弃死者的遗嘱，明理之人是不会这样做的。《易经》上说"古代的葬法，用柴草盖住死者，葬在荒野之中，也不堆土为坟，也不种树以标明葬址"。所以死者能回归大自然，同时也不会令生者劳民伤财。

【原文】

故吾欲朝死夕葬，夕死朝葬，不设棺椁，不加缠敛，不修沐浴，不造新服，殡含[1]之物，一皆绝之。吾本欲露形[2]入坑，以身亲土，或恐人情染俗来久，顿革理难，今故粗为之制。奢不石椁，俭不露形。气绝之后，便即时服，幅巾故衣，以籧除[3]裹尸，麻约二头，置尸床上。择不毛之地，穿坑深十尺，长一丈五尺，广六尺，坑讫，举床就坑，去床下尸。平生之物，皆无自随，唯赍《孝经》一卷，示不忘孝道。籧除之外，便以亲土。土与地平，还其故草，使生其上，无种树木、削除，使生迹无处，自求不知。不见可欲，则奸不生心，终始无怵[4]惕，千载不虑患。形骸与后土同体，魂爽与元气合灵，真笃爱之至也。若亡有前后，不得移祔。祔葬自周公来，非古制也。舜葬苍梧，二妃不从，以为一定，何必周礼。无问师工，无信卜筮，无拘俗言，无张神坐，无十五日朝夕上食。礼不墓祭，但月朔于家设席以祭，百日而止。临必昏明，不得以夜。制服常居，不得墓次。夫古不崇[5]墓，智也。今之封树，愚也。若不从此，是戮尸地下，死而重伤。魂而有灵，则冤悲没世，长为恨鬼。王孙之子，可

以为诫。死誓难违，幸无改焉！

而竟不仕。太康三年卒，时年六十八。子童灵、方回等遵其遗命。

谧所著诗赋诔颂论难[6]甚多，又撰《帝王世纪》《年历》《高士》《逸士》《列女》等传、《玄晏春秋》，并重于世。门人挚虞、张轨、牛综、席纯，皆为晋名臣。

【注释】

[1]含：将宝玉或其他随葬品放在死者的口中。

[2]露形：裸露形体。

[3]蘧除：古代用竹或苇编织的粗席。

[4]怵：恐惧。

[5]崇：崇拜、崇尚。

[6]诗赋诔颂论难：指古代的六种文体。

【译文】

所以我希望早晨故去傍晚就埋葬，傍晚故去早晨就埋葬，不要用布帛裹身，也不修整遗容，不沐浴，不缝制新衣服，口中珠玉等物也一概不用。我本来想不穿衣入土，让身体直接与土接触，怕亲人受世俗影响已久，要马上革除这种习俗很难，所以我今天粗略定下规矩。奢侈不过石椁，俭省不过不穿衣。气绝以后，就穿当时穿的衣服，以及过去用的幅巾，用粗席裹上尸体，用麻绳捆住尸首两头，将尸体停放床上。选择不能长粮食的地，挖深十尺，长一丈五尺，宽六尺的坑。挖坑完毕，将床抬到坑边，抽去床，将尸体下到坑中。生平所用之物，都不随葬，只需要带着《孝经》一卷，以表示不忘孝道，粗席之外，便直接接触土地。坑中土填到与周围地平，然后还原以前就长在这里的草，使它们继续生长在上面，不种树木，不铲除上面的杂草，不留下痕迹，以免让人可知葬处，连自己都找不到。不见可图之利，则奸人不会生偷盗之心，自始至终都不用恐惧，一千年也不需忧虑。尸身与大地融合，魂灵与元气合一，是极致的厚爱。如果我死后，前后还有人故去，不能把我们合葬在一起。合葬的礼节是从周公以后才开始的，并不是自古就有的制度。虞舜死后，葬于苍梧之时，他的两个妃子并没有与他葬在一起。这件事就这么定了，不必遵循《周礼》的规定。我死后，办丧事时不必请教巫师，不要相信卜筮之人，不要受世俗之言约束，也不设置神主牌位，不要在十五日早上和晚上祭祀。祭祀也不需要到坟墓前，只需要每月初一在家里供一下就行了，一百天后就不再供了。上供也只需要在日出前漏三刻、日入后漏三刻，不能在半夜。日常只需要在家里穿一穿丧服就行了，不需要到葬址居住。古人并不崇尚筑坟墓，这是很明智的做法。现在积土为坟，并且在上面种上树，以标明地方，这是非常愚昧的。如果不按照我说的去做而一定要厚葬的话，就等于是在地下戮尸，使死者再一次受到伤害。如果我有在天之灵，一定会怨恨悲伤的，会永远是个伤痛之鬼。王孙子弟，可以以此作为劝告。遗嘱难违，希望不要更改！

皇甫谧最终没有做官。太康三年（公元 282 年）去世，时年六十八岁。他的孩子皇甫童灵、皇甫方回遵行了他的遗嘱。

皇甫谧写有诗、赋、诔、颂、论、难六种体裁的作品，而且著述甚丰。他撰写的《帝王世纪》《年历》《高士》《逸士》《列女》等传和《玄晏春秋》等书，都很受时人的推崇。他培养了弟子如挚虞、张轨、牛综、席纯，都成了晋代的名臣。

第三节　华佗传（选自《三国志》）

【原文】

华佗，字元化，沛国谯人也，一名旉，游学徐土[1]，兼通数经[2]。沛相陈珪举孝廉，太尉黄琬辟[3]，皆不就。晓养性[4]之术，时人以为年且[5]百岁，而貌有壮容。又精方药，其疗疾，合汤不过数种，心解分剂，不复称量，煮熟便饮，语其节度，舍去辄愈。若当灸，不过一两处，每处不过七八壮，病亦应除[6]。若当针，亦不过一两处，下针言“当引某许，若至，语人”。病者言“已到”，应便拔针，病亦行差[7]。若病结积在内，针药所不能及，当须刳割者，便饮其麻沸散，须臾便如醉死，无所知，因破取。病若在肠中，便断肠湔洗，缝腹膏摩，四五日差，不痛，人亦不自寤，一月之间，即平复矣。

【注释】

[1] 徐土：今徐州一带。

[2] 兼通数经：同时通晓数种儒家经典。经，指儒家经典。

[3] 辟：征召任用。

[4] 养性：即养生。

[5] 且：将。

[6] 应除：随即痊愈。

[7] 行差：马上痊愈。

【译文】

华佗字元化，是沛国谯县人，又名旉。离开家乡，到徐州求学，通晓数种经书儒家经典。沛国的相陈圭推举他做官，太尉黄琬征召任用，（他）都不去就任。（华佗）懂得养生的方法，当时的人都认为他年将百岁可外表看上去还像青壮年。又精通医方医药，他治病时，配制汤药所用不过几味药，心里明了药物的分量、比例，用不着再称量，把药煮好就让病人服饮，告诉病人服药的禁忌及注意事项，药渣倒完后病就痊愈了。如果需要灸疗，也不过一两个穴位，每个穴位不过烧灸七八壮，病痛就应手消除。如果需要针疗，也不过扎一两个穴位，下针时（对病人）说："（针刺感应）应当延伸到某处，如果到了，请告诉我。"当病人说"已经到了"，应声便起针，病痛很快就痊愈了。如果病患集结郁积在体内，扎针吃药的疗效都不能奏效，应须剖开割去的，就饮服他配制的"麻沸散"，一会儿（病人）便如醉死一样，毫无知觉，于是开刀后取出结积物。病患如果在肠中，就割除肠子患病部位，清洗伤口及感染部位，缝合刀口用药膏敷上，四五天后就不再疼痛了，病人自己也不觉察，一个月之内，伤口便愈合复原了。

【原文】

故甘陵相夫人有娠六月，腹痛不安，佗视脉，曰："胎已死矣。"使人手摸知所在，在左则男，在右则女。人云"在左"，于是为汤下之，果下男形，即愈。

县吏尹世苦[1]四支[2]烦，口中干，不欲闻人声，小便不利。佗曰："试作热食，得汗则愈；不汗，后三日死。"即作热食，而不汗出，佗曰："藏气已绝于内，当啼泣而绝。"果如佗言。

府吏兒寻、李延共止[3]，俱头痛身热，所苦正同。佗曰："寻当下之，延当发汗。"或难[4]其异。佗曰："寻内实，延外实，故治之宜殊。"即各与药，明旦并起[5]。

［7］无何：不久。

［8］瞋恚（chēnhuì）：愤怒。

［9］寻差：随即痊愈。

【译文】

华佗走在路上，看见一个人患咽喉堵塞的病，想吃东西却吃不下，家里人用车载着他准备去求医。华佗听到病人的呻吟声，停下车马前去诊视，告诉他们说："刚才我来的路边上有家卖面食的，有蒜泥和大醋，你向店主买三升来喝，病痛自然就好了。"他们马上照华佗的话去做，病人吃下后立即吐出一条寄生虫，把虫悬挂在车边，想到华佗家去（拜谢）。华佗还没有回家，孩子在门口玩耍，迎面看见他们，孩子自言自语道："像是遇见父亲了，车边挂着的'病'就是证明啦。"病人上前进屋坐下，看到华佗屋里北面墙上悬挂着这类寄生虫的标本有十几条。

又有一名郡守得病，华佗认为让这人极其愤怒病就好了，于是多次接受他的钱财却不加以医治，没有多久弃他而去，还留下书信辱骂他。郡守果然大怒，命人追杀华佗。郡守的儿子知道情况后，嘱咐不要追赶。郡守愤怒得更厉害了，吐了好几升黑血后痊愈了。

又有一位士大夫不舒服，华佗说："您病得严重，应当开腹取出病灶。然而您的寿命不过十年，这个病不会让您马上死去，忍病十年，寿命也到了尽头，不值得特地开刀手术。"士大夫不能忍受疼痛，一定要切除它。华佗随即进行手术，病痛随即痊愈，十年后终究还是死去了。

【原文】

广陵太守陈登得病，胸中烦懑，面赤不食。佗脉[1]之曰："府君胃中有虫数升，欲成内疽，食腥物所为也。"即作汤二升，先服一升，斯须[2]尽服之。食顷[3]，吐出三升许虫，赤头皆动，半身是生鱼脍[4]也，所苦便愈。佗曰："此病后三期当发，遇良医乃可济救。"依期果发动，时佗不

在，如言而死。

太祖闻而召佗，佗常在左右。太祖苦头风，每发，心乱目眩。佗针鬲，随手而差。

【注释】

[1] 脉：给……诊脉。

[2] 斯须：不久、一会儿。

[3] 食顷：吃一顿饭的时间。

[4] 脍：切细的肉丝。

【译文】

广陵郡太守陈登得了病，心中烦躁郁闷，脸色发红，不想吃饭。华佗为他切脉说："您胃中有好几升虫，将在腹内形成内一种肿胀坚硬的毒疮，是吃生鱼、生肉造成的。"华佗马上煎了二升药汤，让陈登先喝一升，过一会儿再把剩下的药全部喝了。过了吃一顿饭的时间，陈登吐出了约莫三升小虫，小虫赤红色的头都会动，一半身体还是生鱼丝的模样，吐出来后所受病痛也就好了。华佗说："这种病三年后该会复发，碰到良医才能够救活。"按照预计的时间果然旧病复发，当时华佗不在，正如华佗预言的那样，陈登最终病死了。

曹操听说了这件事于是召唤华佗，让他常守在身边。曹操为头痛病所苦，每当发作，就心情烦乱，感到眩晕。华佗只要针刺膈俞穴，便应手而愈。

【原文】

李将军妻病甚，呼佗视脉。曰："伤娠而胎不去。"将军言："闻实伤娠，胎已去矣。"佗曰："案[1]脉，胎未去也。"将军以为不然。佗舍去，妇稍[2]小差。百余日复动，更呼佗。佗曰："此脉故事[3]有胎。前当生两儿，一儿先出，血出甚多，后儿不及生。母不自觉，旁人亦不寤，不复

迎，遂不得生。胎死，血脉不复归，必燥著[4]母脊，故使多脊痛。今当与汤，并针一处，此死胎必出。”汤针既加，妇痛急如欲生者。佗曰：“此死胎久枯，不能自出，宜使人探之。”果得一死男，手足完具，色黑，长可[5]尺所。

【注释】

［1］案：通“案”，根据。

［2］稍：渐渐。

［3］故事：按惯例。

［4］著：附着。

［5］可：大约。

【译文】

李将军的妻子病得很严重，召唤华佗来切脉，说：“伤了身孕但胎儿没有产下。”将军说：“听说确实伤了身孕，但胎儿已经产下了。”华佗说：“根据脉象，胎儿没有产下。”将军认为不是这样。华佗告辞离去，妇人感觉比之前稍微好些。百余天后又发病了，再召唤华佗，华佗说：“这种脉象按照先例是有胎儿的。先前应该产下两个孩子，一个孩子先出生，血出得太多，后面的胎儿没有及时产下。母亲自己没感觉到，旁边的人也没有发现还有一个胎儿没产下，不再接生，于是没能把第二个胎儿产下。胎儿死了，血脉不能返归于母体，必然干燥附着在母亲的后腹，因此造成母亲的脊背经常疼痛。如今应当施以汤药，并针刺一处，这个死胎必定产下。”汤药针刺施加后，妇人痛得像要生产一样。华佗说：“这个死胎日久干枯，不能自己出来，应当让人探取它。”（让人探取后）果然得到一个死去的男婴，手足完备，颜色发黑，身长大约有一尺。

【原文】

佗之绝技，凡此类也。

然本作士人，以医见业，意常自悔。后太祖亲理，得病笃[1]重，使佗专视。佗曰：“此近难济，恒事攻治，可延岁月。”佗久远家思归，因曰：“当[2]得家书，方欲暂还耳。”到家，辞以妻病，数乞期不反。太祖累书呼，又敕[3]郡县发遣，佗恃能厌食事，犹不上道。太祖大怒，使人往检：若妻信[4]病，赐小豆四十斛，宽假限日；若其虚诈，便收送之。于是传[5]付许狱，考验首服。荀彧请曰：“佗术实工，人命所悬，宜含宥之。”太祖曰：“不忧，天下当无此鼠辈耶？”遂考竟[6]佗。佗临死，出一卷书与狱吏，曰：“此可以活人。”吏畏法不受，佗亦不强，索火烧之。佗死后，太祖头风未除。太祖曰：“佗能愈此。小人养[7]吾病，欲以自重，然吾不杀此子，亦终当不为我断此根原耳。”及后爱子仓舒[8]病困，太祖叹曰：“吾悔杀华佗，令此儿强死[9]也。”

【注释】

[1] 笃：十分。

[2] 当：方才、刚刚。

[3] 敕（chì）：命令。

[4] 信：言语真实，此处指“确实”。

[5] 传：递解。

[6] 考竟：刑讯致死。

[7] 养：拖延。

[8] 仓舒：曹冲的字。

[9] 强死：死于非命。

【译文】

华佗的卓绝医技，大多像上文所述病例所体现的那样。

然而他本是读书人，把从事医疗当成职业，心里常感懊悔。后来曹操亲自处理国事，所得的病十分严重，让华佗专为他个人治病。华佗说：“这病近乎难治，经常进行治疗，可以延长一些寿命。”华佗长期远离家乡，想回去看看，因此说："刚刚收到家信，所以想短时回家一趟。"到家后，华佗推托妻子患病，多次请求延长假期不回来。曹操多次用书信叫他回来，又命令郡县遣送他离开。华佗自恃有才能，不想侍奉曹操，还是不肯上路。曹操很生气，派人前往查看：如果他的妻子确实生病了，就赐赠四十斛小豆，放宽假期；如果他虚假欺骗，就拘捕押送他回来。于是华佗被递解交付许昌监狱，审讯验实，坦白服罪。荀彧向曹操求情说："华佗的医术确实高明，关系着人的生命，应该宽恕他。"曹操说："不用担忧，天下会没有像这样的无能鼠辈吗？"最终华佗因刑讯致死。华佗临死前，拿出一卷医书给狱吏，说："这书中所写可以用来救人性命。"狱吏害怕触犯律法不敢接受，华佗也不勉强，讨了火来把书烧掉了。华佗死后，曹操的头风病还是没好。曹操说："华佗能治好这种病。但这小子有意拖延我的病不加根治，想借此来抬高自己的地位，如果我不杀掉这小子，也终究不会替我断掉这病根的。"直到后来他的爱子曹冲病危，曹操才感叹地说："我后悔杀了华佗，让这孩子死于非命。"

【原文】

初，军吏李成苦咳嗽，昼夜不寤，时吐脓血，以问佗。佗言："君病肠痈，咳之所吐，非从肺来也。与君散两钱，当吐二升余脓血讫，快。自养，一月可小起，好自将爱，一年便健。十八岁当一小发，服此散，亦行复差。若不得此药，故[1]当死。"复与两钱散，成得药去。五六岁，亲中人有病如成者，谓成曰："卿今强健，我欲死，何忍无急去[2]药以待不祥？先持贷我，我差，为卿从华佗更索。"成与之。已故到谯，适值佗见收，怱怱[3]不忍从求。后十八岁，成病竟发，无药可服，以至于死。

【注释】

[1] 故：必定。

[2] 去：隐藏。

［3］忽忽：即“匆匆”。

【译文】

当初，军吏李成苦于咳嗽，早晚不能入睡，经常吐带脓的血，因此询问华佗。华佗说：“您得的病是肠痈，咳嗽所吐出来的脓血，并非从肺里来。我给两钱您药散，（服后）应当在吐出二升左右的脓血后停止，（然后会感觉）畅快。自己调养，一月后可以稍有好转，自己好好保养，一年便能恢复健康。十八年后当有一次小的发作，服用这个药散，也将再次痊愈；如果没有这种药，必定会死去。”又给了两钱药散，李成得到药后回去了。五六年后，亲戚中有人患了和李成一样的病，对李成说：“您如今强健，我快要病死了，怎么忍心没有危急的疾病还藏着药物坐等我的不幸发生？先拿来借给我，我痊愈后，为您向华佗再索要。”李成给了他。随后特地到了谯地，正好遇上华佗被拘捕，仓促间不忍心向华佗求取药物。过了十八年，李成的病终究还是复发了，无药可服，以至于死去了。

【原文】

广陵吴普、彭城樊阿皆从佗学。普依准佗治，多所全济。佗语普曰：“人体欲得劳动[1]，但不当使极尔。动摇则谷气得消，血脉流通，病不得生，譬犹户枢不朽是也。是以古之仙者为导引之事，熊颈鸱顾[2]，引挽[3]腰体，动诸关节，以求难老。吾有一术，名五禽之戏：一曰虎，二曰鹿，三曰熊，四曰猿，五曰鸟。亦以除疾，并利蹄足，以当导引。体中不快，起作一禽之戏，沾濡汗出，因上著粉，身体轻便，腹中欲食。”普施行之，年九十余，耳目聪明，齿牙完坚。阿善针术。凡医咸言背及胸藏之间不可妄针，针之不过四分，而阿针背入一二寸，巨阙胸藏针下五六寸，而病辄皆瘳[4]。阿从佗求可服食益于人者，佗授以漆叶青黏散。漆叶屑一升，青黏屑十四两，以是为率。言久服去三虫，利五脏，轻体，使人头不白。阿从其言，寿百余岁。漆叶处所而有，青黏生于丰、沛、彭城及朝歌云。

【注释】

［1］劳动：运动。

［2］熊颈鸱（chī）顾：像熊一样直立，像鸱鸟一样回顾。

［3］引挽：伸展。

［4］瘳（chōu）：病愈。

【译文】

广陵人吴普、彭城人樊阿都曾跟华佗学过医。吴普依照华佗所教治病，许多人被治好救活了。华佗对吴普说："人的身体应该得到活动，只是不应当疲惫罢了。运动后饮食精气才能消化，血脉环流通畅，病就不会发生，如同门户的转轴部分因转动而不会腐朽一样。因此古时的仙人常做导引之类的锻炼，像熊一样直立，像鸱鸟一样回顾，伸展腰体，使各个关节得到活动，以此来求得延缓衰老。我有一种锻炼方法，叫作五禽戏，第一式叫虎戏，第二式叫鹿戏，第三式叫熊戏，第四式叫猿戏，第五式叫鸟戏。也可以用来治疗疾病，都使腿脚轻便利索，可以作为导引之术。身体不舒服，起来练其中一种禽戏，热汗发出浸湿衣服，接着在体表扑上些粉，身体便会觉得轻松便捷，想吃东西了。"吴普施行这种方法锻炼，到九十多岁时，听力和视力还都很好，牙齿完整而坚固。樊阿精通针刺疗法。一般情况下医生都说背部和胸部脏腑之间不可以随意扎针，即使下针也不能超过四分深，而樊阿针刺背部穴位时深到一二寸，在胸部的巨阙穴扎进去五六寸，而病总是都能痊愈。樊阿向华佗求取可以在服食后对人体有好处的药物，华佗传授给他漆叶青黏散。漆叶的粉末一升，青黏的粉末十四两，以这个作为比例，说长期服用此药能打掉多种寄生虫，对五脏有利，可使身体轻便，使人的头发不会变白。樊阿遵照他的话去做，活到了一百多岁。漆叶到处都有，青黏据说生长在丰（今江苏丰县）、沛（今江苏沛县东）、彭城（今江苏徐州）和朝歌（今河南淇县）一带。

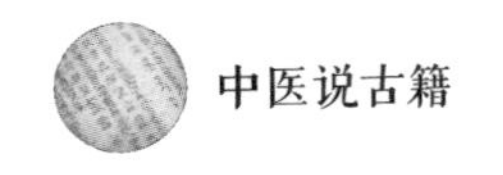

第四节　葛洪传（选自《晋书》）

【原文】

葛洪，字稚川，丹阳句容人也。祖系，吴大鸿胪。父悌，吴平后入晋，为邵陵太守。洪少[1]好学，家贫，躬自伐薪[2]以贸纸笔，夜辄写书诵习，遂以儒学知名。性寡欲，无所爱玩，不知棋局几道，摴蒱齿名。为人木讷，不好荣利，闭门却扫，未尝交游。于余杭山见何幼道、郭文举，目击[3]而已，各无所言。时或寻书问义，不远数千里崎岖冒涉，期于必得，遂究览典籍，尤好神仙导养之法。从祖玄，吴时学道得仙，号曰葛仙公，以其练丹秘术授弟子郑隐。洪就[4]隐学，悉得其法焉。后师事南海太守上党鲍玄。玄亦内学，逆占将来，见洪深重之，以女妻洪。洪传[5]玄业，兼综练医术，凡所著撰，皆精核是非，而才章富赡。

【注释】

[1] 少：小时候、少年时期。

[2] 伐薪：砍柴。伐，砍伐。薪，指烧火的木柴。

[3] 目击：双目对视。

[4] 就：就学、就读于。

[5] 传：传承、继承。

【译文】

葛洪，字稚川，丹阳句容（今江苏句容）人。祖父葛系，在吴国担任过大鸿胪。父亲葛悌，吴国灭后入仕晋，任过邵陵太守。葛洪从少年时期就喜欢学习，因为家中贫穷，白天自己上山砍柴以换取笔墨纸张，晚上读书抄写记诵，于是以精通儒学而闻名于世。葛洪性情清淡寡欲，没有什么喜欢玩耍的，他不知道棋盘上有多少条线，也不知摴蒱之类的赌具叫什么名字。葛洪为人木讷少言寡语，不好名利，时常闭门不出，也很少外出交际游玩。他曾在余杭山见到何幼道和郭文举，互相对视了一阵，都没有说一句话。他时常寻访典籍探究学问，哪怕是千里之遥道路崎岖艰险，也必去探寻直到有了结果才罢休，就这样得以博览群书，而又特别爱好神仙导养之法。从祖葛玄，吴时学道成仙，号为葛仙公，曾把炼丹秘术传授给弟子郑隐。葛洪投奔于郑隐门下，掌握了郑隐所授的全部道法。后来又师从于南海太守上党（今山西上党）人鲍玄。鲍玄也精通谶纬之学，能预测未来，见到葛洪后十分重用他，把自己的女儿许配与他为妻。葛洪继承了鲍玄的术业，又兼习练医术，他所撰写的文章著作，都透彻精妙，而且才学富足。

【原文】

太安中，石冰作乱，吴兴太守顾秘为义军都督，与周己等起兵讨之，秘檄洪为将兵都尉，攻冰别率，破[1]之，迁[2]伏波将军。冰平，洪不论功赏，径至洛阳，欲搜求异书以广[3]其学。

洪见天下已乱，欲避地南土，乃参广州刺史嵇含军事。及含遇害，遂停南土多年，征镇檄命一无所就。后还乡里，礼辟皆不赴。元帝为丞相，辟[4]为掾。以平贼功，赐爵关内侯。咸和初，司徒导召补州主簿，转司徒掾，迁谘议参军。干宝深相亲友，荐洪才堪国史，选为散骑常侍，领大著作，洪固辞不就。以年老，欲练丹以祈遐寿[5]，闻交址出丹，求为句漏令。帝以洪资高，不许。洪曰："非欲为荣，以有丹耳。"帝从之。洪遂将子侄俱[6]行。至广州，刺史邓岳留不听去，洪乃止罗浮山炼丹。岳表补东官太守，又辞不就。岳乃以洪兄子望为记室参军。在山积年，优游闲

养，著述不辍[7]。

【注释】

[1] 破：攻破、打败。

[2] 迁：升迁。

[3] 广：使……宽广、丰富。

[4] 辟：任命。

[5] 祈遐寿：寻求长寿。

[6] 俱：一起。

[7] 辍：停止。

【译文】

太安年间（公元302—303年），石冰作乱，吴兴太守顾秘为义军都督，与周王己一起讨伐石冰。顾秘传檄书召葛洪为将兵都尉，命他率领军队攻击石冰的策应人马，葛洪消灭了这支敌军，被升为伏波将军。石冰之乱平息后，葛洪不愿以功得赏，径直去了洛阳，想要广泛搜求异书秘籍来提升扩充自己的学识。

葛洪见当时天下已乱，想到南方去躲避，于是到广州刺史嵇含处任参军。嵇含遇害后，葛洪滞留在南方多年，对各地长官邀请入幕的檄文一概不应。后来回到故乡，不管是哪里的礼请征聘，一概不接受。元帝为丞相时，任他为掾，因为平定石冰的功劳，赐爵关内侯。咸和初年（公元326年），司徒王导召葛洪补州主簿，转为司徒掾，再转为谘议参军。乾宝与他关系亲密，推荐他才华出众可承担国史的编修工作，选他为散骑常侍，授大著作之职，葛洪坚决推辞不接受。因年岁已高，想要炼丹以求长寿。听说交趾出产丹药，请求任句漏（今广西北流县）县令。皇帝因他资历声望高，不答应他的请求，葛洪说："我并非为求荣耀，只因为那里有丹药。"皇帝这才同意。于是葛洪带着儿子、侄儿一起上路。到了广州，刺史邓岳苦苦挽留不放他走，他只好留在罗浮山炼丹。邓岳上表要补葛洪为东官太守，他又推辞不肯接受。邓岳只好让葛洪兄长的儿子葛望出任记室参军。葛洪在罗浮山多年，虽然优游闲养，但从未停止写作撰述。

【原文】

其自序曰：洪体乏进趣[1]之才，偶好无为之业。假令奋翅则能陵厉玄霄，骋足[2]则能追风蹑景，犹欲戢劲翮于于鷦鷯之群，藏逸迹于跛驴之伍，岂况大塊禀我以寻常之短羽，造化假我以至驽之蹇足？自卜者审，不能者止，又岂敢力苍蝇而慕冲天之举，策[3]跛鳖而追飞兔之轨；饰嫫母之笃陋，求媒阳之美谈；推沙砾之贱质，索千金于和肆哉！夫僬侥之步而企及夸父之踪，近才所以蹶碍也；要离之羸而强赴扛鼎之势，秦人所以断筋也。是以望绝于荣华之途，而志安乎穷圮之域；藜藿有八珍之甘，蓬荜有藻棁之乐也。故权贵之家，虽咫尺弗从也；知道之士，虽艰远必造也。考览奇书，既不少矣，率多隐语，难可卒解，自非至精不能寻究，自非笃勤[5]不能悉见也。

【注释】

[1] 进趣：进取。

[2] 骋足：尽力奔走。

[3] 策：驾驭。

[4] 蹶（zhì）碍：挫折与阻碍。蹶，跌倒、绊倒。

[5] 笃勤：十分勤劳。

【译文】

他在自序中说：“我葛洪身无进取之才能，偶然开始喜好无为之道。假如我展开双翅能够飞上九霄，假如我迈开双腿可以追风逐影，我还是会收敛起翅膀混迹于鷦鷯之群，不露驰骋的异能而与跛驴为伍，何况上天只给了我普普通通的短翅，造物主只为我安排了一双不善奔走的笨足呢。能了解自己的人要审时度势，做不了的就不要去做，又怎能凭着苍蝇一般的能力却去羡慕别人的冲天之举，怎敢骑着一只跛脚的鳖硬去追赶奔兔的行迹。难道把丑女打扮一番，就可以让媒人把她夸为美女吗？难道拿一些毫无用处的沙砾瓦块，就可以到珠宝店卖到与和氏璧一样的千金之价吗？凭不满三尺的身材，想要去追夸父，这种糊涂的人肯定会遇到障碍而绊跌；像要离那样瘦小柔弱却偏偏要去扛千斤之鼎，不自量力的人当然会被压断筋骨。所以我对荣华富贵之路不抱任何奢望，心安理得地处于穷困之中；吃藜藿之类的粗食我照常觉得甘美，居蓬茅之屋与处华堂广殿有同样之乐。因此对权贵之家，虽近在咫尺也不去逢迎；对深通道义之人，即使路途遥远艰险也一定去拜访。我考释阅览的奇书，可不算少，只是书中多为隐语，难以准确理解，如果不是精审慎思就不可能明悟，如果不是刻苦钻研就不可能体察。

【原文】

道士弘博洽闻[1]者寡，而意断妄说者众。至于时有好事者，欲有所修为，仓卒不知所从，而意之所疑又无足谘[2]。今为此书，粗举长生之理。其至妙者不得宣之于翰墨，盖粗言较略以示一隅，冀悱愤[3]之徒省之可以思过半矣。岂谓暗塞必能穷微畅远乎，聊论其所先觉者耳。世儒徒知服膺周孔，莫信神仙之书，不但大而笑之，又将谤毁真正。故予所著子言黄白之事，名曰《内篇》，其余驳难通释，名曰《外篇》，大凡内外一百一十六篇。虽不足藏诸名山，且欲缄[4]之金匮，以示识者。

【注释】

[1] 弘博洽闻：广闻博览，指学识渊博。

[2] 谘：解除疑问。

[3] 悱愤：真诚又发奋图强。

[4] 缄：收藏。

陶弘景在半山腰建了一所房子，自称华阳隐居。开始跟随东阳人孙游岳学习符图经书道法。游历许多名山，寻找访求仙药。每经过两山间的流水，一定要坐或躺在水中，徘徊吟诵，不能自已。当时沈约任东阳郡守，敬仰他的志向气节，多次写信邀请他，他都没有去赴约。

【原文】

性好著述，尚[1]奇异，顾惜光景，老而弥笃。尤明阴阳五行，风角星算，山川地理，方图产物，医术本草。著《帝代年历》，又尝造浑天象，云修道所须，非止史官是用。

义师平建康，闻议禅代，弘景援引图谶，数处皆成“梁”字，令弟子进之。高祖既早与之游，及即位后，恩礼逾笃，书问不绝，冠盖相望。

【注释】

[1] 尚：崇尚。

[2] 逾：通“愈”，更加。

【译文】

陶弘景生性喜好写作，崇信奇异的事，珍惜时光，到老年更是如此。特别通晓阴阳五行、风水星象、山川地理、方图物产、医术中药。他撰写过《帝代年历》，又曾制造浑天象，说造浑天象是修道的需要，不是只有史官才用它。

起义军攻克建康城（今江苏南京），听说商议禅让的事后，陶弘景按图谶推论，好几处呈“梁”字型，于是派弟子进献给皇帝。高祖很早就与他结交，即位后对他更加礼遇和照顾，不断去信问候，使节的车络绎不绝。

【原文】

天监四年，移居积金东涧。善辟谷导引之法，年逾八十而有壮容[1]。深慕张良之为人，云“古贤莫比”。曾梦佛授其菩提记，名为胜力菩萨。

乃诣鄮县阿育王塔自誓，受五大戒。后太宗临南徐州，钦[2]其风素，召至后堂，与谈论数日而去，太宗甚敬异之。大通初，令献二刀于高祖，其一名养胜，一名成胜，并为佳宝。

【注释】

[1] 壮容：年轻时的容颜。

[2] 钦：钦佩。

【译文】

天监四年（公元505年），陶弘景移居到茅山积金东边的山谷。擅长辟谷导引等养身的方法，八十多岁时还像年轻人一样容颜不改。他十分羡慕张良的为人，称“古代的圣贤都无法与他相比”。曾梦见佛传授给他菩提记，并称他为胜力菩萨。于是到鄮县阿育王塔发誓，接受佛教的五大戒规。后来太宗到南徐州（今江苏镇江）时，钦佩他的高风清名，召他到后堂，谈论了好几天才离去，太宗特别敬重他。大通元年（公元527年），他派人献两把宝刀给高祖，一把名叫养胜，一把名叫成胜，都是上等的宝物。

第六节　东垣老人传（选自《医史》）

【原文】

东垣老人李君，讳杲，字明之。其先世居真定，富于金财。大定初，校籍真定、河间，户冠[1]两路。君之幼也，异于群儿；及长，忠信笃敬[2]，慎交游，与人相接，无戏言。衢[3]间众人以为欢洽处，足迹未尝到，盖天性然也。朋侪[4]颇疾之，密议一席[5]，使妓戏狎[6]，或引其衣，即怒骂，解衣焚之。由乡豪接待国使，府尹闻其妙龄有守[7]也，讽妓强之酒，不得辞，稍饮，遂大吐而出。其自爱如此，受《论语》《孟子》于王内翰从之，受《春秋》于冯内翰叔献。宅有隙地，建书院，延待儒士。或不给[8]者，尽周[9]之。泰和中，岁饥，民多流亡，君极力赈救，全活者甚众。

【注释】

[1] 冠，位居第一。

[2] 忠信笃敬：忠诚、守信、厚道、有礼。

[3] 衢（qú）：大路。

[4] 朋侪（chái）：指同辈的人。

[5] 一席：一桌酒席。

[6] 戏狎（xiá）：轻浮地调笑嬉戏。狎，亲昵而不庄重。

[7] 守：操守。

[8] 不给：谓生活困难。给，生活丰足。

［9］周：周济、接济。

【译文】

东垣老人李先生，名杲，字明之。他的祖先世代住在真定（今河北正定），家里非常富裕。金代大定初年，朝廷对真定和河间（今河北河间）两个地区的户籍进行了查核，结果显示出他家的财富在两个地区中居于首位。李先生幼年的时候，就跟一般的儿童很不一样；等到长大以后，为人忠诚守信、厚重端庄，对结交朋友的事情非常慎重，与人交往的时候，没有戏言。街区里的众人认为欢乐惬意的地方，他的从来没有去过，因为他的天性就是这样。与他同辈的人很忌妒他，就私下商定，备下一桌酒席，在酒席上让妓女轻浮地引逗他，开席后有一个妓女就去拉扯他的衣服，他立即恼怒地骂了起来，并脱下衣服烧掉了。有一次，他在以地方乡豪的身份接待南宋使节时，正定太守听说他年纪轻轻便很有操守，就用话暗示一个妓女硬让他饮酒，他推辞不过，稍微饮了一点酒，就大吐着退席而出。他就是这样珍重自己，跟从翰林王从之学习了《论语》和《孟子》，又跟从翰林冯叔献学习了《春秋》。他家的宅院内有一片空地，就在那里建造了一座书院，用以接待儒士。有的儒士生计艰难的话，就全面周济他们。金代泰和年间，连年发生饥荒，百姓大多外出逃难，李先生竭尽全力用钱粮进行救济，保全救活的人很多。

【原文】

母王氏寝疾[1]，命里中数医拯之。温凉寒热，其说异同，百药备尝，以水济水，竟莫知为何证而毙。君痛悼[2]不知医而失其亲，有愿[3]曰："若遇良医，当力学以志[4]吾过！"闻易水洁古老人张君元素，医名天下，捐金帛诣之。学数年，尽得其方法。进纳得官[5]，监济源税。彼中[6]民感时行疫疠，俗呼为大头天行。医工遍阅方书，无与对证者；出己见，妄下之，不效；复下之，比比[7]至死。医不以为过，病家不以为

第七节　丹溪翁传（选自《九灵山房集》）

【原文】

丹溪翁者，婺之义乌人也，姓朱氏，讳震亨，字彦修，学者尊之曰丹溪翁。翁自幼好学，日记千言。稍长，从乡先生治经[1]，为举子业[2]。后闻许文懿公得朱子四传之学，讲道八华山，复往拜焉。益[3]闻道德性命之说，宏深粹密[4]，遂为专门。一日，文懿谓曰："吾卧病久，非精于医者，不能以起[5]之。子聪明异常人，其肯游艺于医乎？"翁以母病脾，于医亦粗习，及闻文懿之言，即慨然曰："士苟精一艺，以推及物之仁，虽不仕于时，犹仕也。"乃悉焚弃向所习举子业，一[6]于医致力焉。

【注释】

[1] 治经：研习儒经。

[2] 举子业：指科举考试的学业。

[3] 益：进一步。

[4] 粹密：纯正而周密。

[5] 起：使……痊愈、康复。

[6] 一：专一、专心。

【译文】

丹溪翁，婺州（今浙江金华地区）义乌人，姓朱，名震亨，字彦修，学医的人们尊称他为丹溪翁。丹溪翁从小好学，每天能记忆千字的课文。渐渐地长大后，跟从家乡的先生学习经书，修习科举考试的学业。后来听说许文懿先生得到了朱子第四代传人传授的学说，在八华山讲学，又到那里去拜师求教。他渐渐领会到道德性命学说的博大精深、纯正周密，于是就把它作为专门的事业。一天，许文懿对他说："我生病卧床已久，不是精于医学的人，不能够使我康复。你很聪明，超乎常人，也许愿意从事医学这门技艺吧？"丹溪翁由于母亲患有脾病，对于医学也粗略学过，等到听了许文懿的话，就慷慨地说："读书人如果精通一门技艺，用来推广惠及万物的仁德，即使在当世没有做官，也犹如做官一样。"于是完全烧毁抛弃了以前修习的科举考试学业的书籍，专心地在医学上下起了功夫。

【原文】

时方盛行陈师文、裴宗元所定大观二百九十七方，翁穷昼夜是习。既而[1]悟曰："操古方以治今病，其势不能以尽合。苟将起度量，立规矩，称权衡，必也《素》《难》诸经乎！然吾乡诸医鲜克知之者。"遂治装[2]出游，求他师而叩[3]之。乃渡浙河，走吴中，出宛陵，抵南徐，达建业，皆无所遇。及还武林，忽有以其郡罗氏告者。罗名知悌，字子敬，世称太无先生，宋理宗朝寺人，学精于医，得金刘完素之再传，而旁[4]通张从正、李杲二家之说。然性褊[5]甚，恃能厌事，难得意。翁往谒焉，凡数往返，不与接。已而[6]求见愈笃，罗乃进之，曰："子非朱彦修乎？"时翁已有医名，罗故知之。翁既得见，遂北面再拜以谒，受其所教。罗遇翁亦甚欢，即授以刘、李、张诸书，为之敷扬三家之旨，而一断于经，且曰："尽去而旧学，非是也。"翁闻其言，涣焉[7]无少凝滞[8]于胸臆。居无何，尽得其学以归。

【注释】

[1]既而：不久。

[2]治装：整理行装。

[3]叩：请教。

[4]旁：广泛。

［5］褊：原指衣服狭小，引申指心胸狭隘。

［6］已而：随后，紧接着。

［7］涣焉：消散的样子。

［8］凝滞：阻滞不通。指疑难。

【译文】

当时正在盛行陈师文、裴宗元所校订的《校正太平惠民和剂局方》一书，丹溪翁不分昼夜地研习此书。不久就悟道："拿着古代的方剂来治疗现在的疾病，势必不能够完全适合的。如果要建立法度、确立规则、制定标准，必须用《素问》《难经》等经典啊！但我家乡的众多先生中缺少能够通晓它们的人。"于是就整理行装外出游学，寻求别的师傅并请教他们。于是渡过了钱塘江，走到了吴中，从宛陵出来，到了南徐，抵达建业，都没能遇到理想的师父。等回到杭州，忽然有人把他同一郡的罗先生介绍给他。罗先生名知悌，字子敬，世人称他为太无先生，是宋理宗时的一名进侍，精通医学，得到了金代刘完素弟子的真传，并且兼通张从正、李杲二家的学说。然而他心胸狭窄得很，依仗有才能厌恶侍奉他人，很难合乎他的心意。丹溪翁去拜见他，先后往返多次，罗知悌都不跟他见面。后来他求见得更加诚恳，罗知悌才见了他："你不就是朱彦修吗？当时丹溪翁的医术已有一定的名声，所以罗知悌知道他。丹溪翁得以拜见后，就面朝北再拜，正式拜罗为师，接受他的教诲。罗知悌遇到了丹溪翁也很高兴，就把刘完素、李杲、张从正三人所有的书都传给了他，并给他说明三家学说的要领，一概取决于医经的论断，而且说："完全舍弃你原来学过的东西，因为那些不是正确的。"丹溪翁听了他的话，茅塞顿开，在心里也没有一点阻碍不通的问题了。过了不久，丹溪翁就全部掌握了罗知悌的学说而后回去了。

【原文】

乡之诸医泥[1]陈、裴之学者，闻翁言，即大惊而笑且排[2]，独文

懿喜曰:“吾疾其遂瘳矣乎！”文懿得末疾[3]，医不能疗者十余年，翁以其法治之，良验，于是诸医之笑且排者，始皆心服口誉。数年之间，声闻[4]顿著。翁不自满足，益以三家之说推广之。谓刘、张之学，其论脏腑气化有六，而于湿热相火三气致病为最多，遂以推陈致新泻火之法疗之，此固高出前代矣。然有阴虚火动，或阴阳两虚湿热自盛者，又当消息[5]而用之。谓李之论饮食劳倦，内伤脾胃，则胃脘之阳不能以升举，并及心肺之气，陷入中焦，而用补中益气之剂治之，此亦前人之所无也。然天不足于西北，地不满于东南。天，阳也；地，阴也。西北之人，阳气易于降；东南之人，阴火易于升。苟不知此，而徒守其法，则气之降者固可愈，而于其升者亦从而用之，吾恐反增其病矣。乃以三家之论，去其短而用其长，又复参之以太极之理，《易》《礼记》《通书》《正蒙》诸书之义，贯穿《内经》之言，以寻[6]其指归[7]。而谓《内经》之言火，盖与太极动而生阳、五性感动之说有合；其言阴道虚，则又与《礼记》之养阴意同。因作《相火》及《阳有余阴不足》二论，以发挥之。

【注释】

[1] 泥，拘泥。

[2] 排：排斥。

[3] 末疾：四肢之病。

[4] 声闻：声誉、名望。

[5] 消息：斟酌。

[6] 寻：探求。

[7] 指归：主旨。

【译文】

丹溪翁家乡拘泥于陈师文、裴宗元学说的众医，听了丹溪翁所谈，立即大表惊怪，既嘲笑他，又排斥他，只有许文懿高兴地说：“我的病大概就要痊愈了吧！”许文懿得了四肢不遂的病，医生不能治愈已有十多年了，丹溪翁用从罗知悌那里学到的医术治疗他，效果非常好。由此嘲笑而又排斥丹溪翁的众医，才都心服口服。几年之内，声望很快显扬开来。丹溪翁并不自我满足，进一步又把刘完素、李杲和张从正三家的学说加以推广发展。他认为刘完素和张从正的学说中，论述脏腑感受的致病之气有风、寒、暑、湿、燥、火六种，而由于湿、热与相火三气导致患病的情况是最多的，于是推陈出新用泻火法治疗疾病，这的确是高出前代医生了。然而还有阴精不足，相火易于妄动，或者阴阳两虚，湿热旺盛的情况，又应斟酌慎用泻火之法。他认为李杲所论饮食劳倦导致内伤脾胃，那么脾胃阳气就不能升发，连及心肺之气也都会陷入中焦，因而用补中益气的方子治疗这种病证，这也是前人所没有的治法。然而西北方，天气不够足；在东南方，地不够厚。天属阳；地属阴。西北之人阳气易降；东南之人，阴火容易旺盛。如果不知道这些，而只死守李杲之法，一身之阳气不足的病人固然可以痊愈，但若对阴火旺盛的病人也用此法，我担心会反而加重他们的病情了。于是对于三家的学说，舍弃它们的短处而用长处，又用太极之理，《易》《礼记》《通书》《正蒙》等书的有关意义参验它们，贯穿《内经》的理论，来探求其中的主旨。他认为，《内经》中所论“火”的道理，原来跟太极动而产生阳气、五行感动的学说有着相合之处;《内经》中所论阴精容易受损而不足的道理，原来又跟《礼记》中所说的养阴之意相同。于是他撰写了《相火论》和《阳有余阴不足论》两篇文章，来阐发他的观点。

【原文】

于是[1]，翁之医益闻。四方以病来迎者，遂辐凑[2]于道，翁咸往赴之。其所治病凡几[3]，病之状何如，施何良方，饮何药而愈，自前至今，验者何人，何县里，主名，得诸见闻，班班[4]可纪[5]。

浦江郑义士病滞下，一夕忽昏仆[6]，目上视，溲注[7]而汗泄。翁诊之，脉大无伦[8]，即告曰:“此阴虚而阳暴绝也，盖得之病后酒且内，然

吾能愈之。”即命治人参膏，而且促灸其气海。顷[9]之手动，又顷而唇动。及参膏成，三饮之苏矣。其后服参膏尽数斤，病已。

【注释】

［1］于是：从此。

［2］辐凑：也称“辐辏”，车辐集中于轴心。喻人群从四面八方聚集于某地。

［3］凡几：总共多少。

［4］班班：清楚明白的样子。

［5］纪：通“记”，记载。

［6］仆：向前跌倒。

［7］溲注：指小便失禁。溲，小便。

［8］无伦：无序。伦，条理、秩序。

［9］顷：一会儿。

【译文】

从此，丹溪翁的医术更加出名了，各地因病来请他的人，从四面八方汇聚到他家，丹溪翁全都应请，前往治病。他治的病人共有多少、疾病的情况怎样、用了什么良方、服了什么药而痊愈，从古到今，有效的是哪些人、是哪个县的病人、病人的名字是什么，都能从见闻中得知，明明白白，可以记下。

浦江的郑义士患了痢疾，一天傍晚忽然昏倒在地，双目上翻，小便失禁，大汗淋漓。丹溪翁诊测他的脉象，脉大而且没有次序，就告诉病家说：“这是阴虚而又阳气突然穷尽的疾病，是因为病后饮酒并且行了房事，不过我能治愈他。”于是立即让病家熬制了人参膏，而且迅速灸治他的气海穴。过了一会儿病人手动了起来，又过了一会儿嘴唇也动了起来。等到人参膏熬成之后，给病人服了三次就苏醒了。后来服完了数斤人参膏，病就痊愈了。

【原文】

天台周进士病恶寒，虽暑亦必以绵蒙其首，服附子数百，增剧。翁诊之，脉滑而数，即告曰：“此热甚而反寒也。”乃以辛凉之剂，吐痰一升许，而蒙首之绵减半；仍[1]用防风通圣饮之，愈。周固喜甚，翁曰：“病愈后须淡食以养胃，内观[2]以养神，则水可生，火可降；否则，附毒必发，殆[3]不可救。”彼不能然，后告疽发背死。

一男子病小便不通，医治以利药，益甚。翁诊之，右寸颇弦滑，曰：“此积痰病也，积痰在肺。肺为上焦，而膀胱为下焦，上焦闭则下焦塞，辟如滴水之器[4]，必上窍通而后下窍之水出焉。”乃以法大吐[5]之，吐已，病如失。

【注释】

[1] 仍：于是。

[2] 内观：指排除杂念。

[3] 殆：恐怕。

[4] 滴水之器：即漏壶，又称漏刻，古代用滴水多少来计量时间的一种仪器。

[5] 吐：使……呕吐。

【译文】

天台县的周进士患了恶寒病，即使暑天也一定要用丝棉裹住头，服了数百剂附子，反而更加重了。丹溪翁诊病，病人的脉象又滑又快，就告诉他说：“这是热极而反现寒象的疾病。”于是用辛凉的药剂让他服下，吐了一升左右的痰，裹住头上的丝棉已经减去了一半；接着用防风通圣散让他服下，便痊愈了。周进士本来高兴得很，但丹溪翁说：“病愈后必须用清淡的饮食来调养脾胃，排除杂念来保养精神，这样肾水就能产生，心火可以下降；否则，服用的附子的毒性一定发作，恐怕就不能救治了。”病人没有这样做，后来丹溪翁被告知周进士背部发了疽疮病而死了。

一名男子患了小便不通的病，医生用利尿的药治疗后情况更严重了。丹溪翁诊测其脉，右手寸脉又弦又滑，说道：“这是积痰之证，积下的痰在肺里。肺属上焦，而膀胱属于下焦，上焦闭塞时下焦也会不通，譬如滴水的器具，必定要使上边的孔打开，下边孔里的水才能流出。”于是按照这一治法使他大量呕吐，吐完后，疾病就像消失了一样。

【原文】

一妇人产后有物不上如衣裾[1]，医不能喻。翁曰：“此子宫也，气血虚，故随子而下。”即与黄芪当归之剂，而加升麻举之，仍用皮工之法[2]，以五倍子作汤洗濯[3]，皱[4]其皮。少选[5]，子宫上，翁慰之曰：“三年后可再生儿，无忧也。”如之。

一贫妇寡居病癞，翁见之恻然，乃曰：“是疾世号难治者，不守禁忌耳。是妇贫而无厚味，寡而无欲，庶几[6]可疗也。”即自具药疗之，病愈。后复投四物汤数百，遂[7]不发动。

【注释】

[1] 衣裾：衣服的大襟。

[2] 皮工之法：制皮的工匠所用的办法。

[3] 濯：洗。

[4] 皱：使……收缩。

[5] 少选：一会儿。

[6] 庶几：差不多。

[7] 遂：终于

【译文】

一位妇女产后有个像衣服的大襟样的东西不能向上归位，医生们不知道那是什么。丹溪翁说：“这是子宫。由于母体气血虚弱，所以随着孩子一起下来了。”就给了黄芪、当归之类的药物，同时加入升麻升提子宫，又采

人因为医事来求见的话，总是用保养精神的方法来启迪他们的心志。至于一句话语、一次沉默、一个行为、一次静处，凡是有关伦理的，尤其能够恳切地给人以教诲，使人振奋、急迫、感慨、激动、自我鞭策得无暇他顾。左丘明有过这样的话："仁爱之人的话，它的益处真是多而又大啊！"确实如此。像丹溪翁这样的人，大概就是古来所谓正直、诚实、学问渊博的对人有益的朋友，又能因为医生的身份而轻视他吗？

第三章
医典序文

第一节 《黄帝内经素问注》序

【原文】

夫释缚[1]脱艰[2]，全真导气，拯黎元[3]于仁寿，济羸劣[4]以获安者，非三圣道，则不能致之矣。孔安国序《尚书》曰："伏羲、神农、黄帝之书，谓之三坟，言大道也。"班固《汉书·艺文志》曰："《黄帝内经》十八卷。"《素问》即其经之九卷也，兼《灵枢》九卷，乃其数焉。虽复年移代革[5]，而授学独存，惧非其人[6]，而时有所隐，故第七一卷，师氏[7]藏之，今之奉行，惟八卷尔。然而其文简，其意博，其理奥，其趣深。天地之象分，阴阳之候列，变化之由表，死生之兆彰。不谋而遐迩自同，勿约而幽明斯契。稽其言有征，验之事不忒[8]。诚可谓至道之宗[9]，奉生之始矣。

【注释】

[1] 缚：指疾病之缠缚。

[2] 艰：艰困。

[3] 黎元：黎民。

[4] 羸劣：身体瘦弱多病。

[5] 代革：朝代变革。革，更改。

[6] 其人：谓志同道合之人。亦指适当之人。

[7] 师氏：古代主管贵族子弟教育之官名。

[8] 不忒（tè）：无差误。

［9］宗：本源、根本。

【译文】

解除疾病的束缚和痛苦，保全真精，通导元气，拯救百姓达到长寿的境域，帮助体弱多病的人获得安康，不是三位圣人的学说，就不能达到这个目的。孔安国为《尚书》作序说："伏羲、神农、黄帝的著作，称作三坟，是讲述重要道理的。"班固的《汉书·艺文志》中说："《黄帝内经》十八卷。"《素问》就是《内经》中的九卷，加上《灵枢》九卷，便是《内经》的总卷数。虽然几经年岁推移，朝代变革，但是传授、学习《内经》的人依然存在，担心不是适合授学的人，因而时常有秘藏不授的内容。所以第七这一卷，主管教育的官员把它隐藏了起来，现在遵行的版本只有八卷了。虽然这样，但是《素问》的文字简约，内容广博，道理奥妙，含意深远。天地的现象分清，阴阳的证候列举，变化的缘由表述，死生的预兆显示。这些道理虽未曾商量却远近相同，未曾约定但无形和有形的事物都相符合。查核它的言论有证据，检验它的事实没有差错，确实可以称得上最高医学理论的本源，养生之道的基础。

【原文】

假若天机[1]迅发，妙识玄通，蒇谋[2]虽属乎生知，标格亦资于诂训，未尝有行不由径，出不由户者也。然刻意[3]研精，探微索隐，或识契真要，则目牛无全[4]。故动则有成，犹鬼神幽赞，而命世[5]奇杰，时时间出焉。则周有秦公，汉有淳于公，魏有张公、华公，皆得斯妙道者也。咸日新其用，大济蒸人[6]，华叶递荣，声实相副。盖教之著矣，亦天之假也。

【注释】

［1］天机：谓天赋之资质。

［2］蒇（chǎn）谋：谓思虑完善缜密。蒇，完善、完备。

［3］刻意：专心致志。

［4］目牛无全：指技艺达到极精熟之境界。

［5］命世：闻名于世。

［6］蒸人：众人。蒸，通“烝”，众。

【译文】

假如天资敏捷聪颖，便能通晓玄妙的道理，完备的见解虽然属于天资聪慧的人，但是对原文的正确理解也要借助前人的训解，未曾有行走不遵循道路，出入不经过门户的人。专心致志，精深研究，探索微妙深奥的含义，如果领悟符合《素问》的精义要旨，那么就会达到目牛无全那样技艺纯熟的境界。所以往往会取得成效，好像鬼神在暗中相助一样，因而闻名于世的杰出医家陆陆续续地出现。如周代有秦越人，汉代有淳于意，魏时有张仲景、华佗，都是掌握《素问》奥妙道理的人。他们都能使医学的效用不断更新，广泛地救助民众，像鲜花绿叶递相繁荣般兴旺不衰，声名和实际相符。这大概就是《素问》对历代医家哺育教化的显著成果，也是天资的助力吧。

【原文】

冰弱龄慕道，夙好养生，幸遇真经，式为龟镜。而世本纰缪，篇目重叠，前后不伦，文义悬隔，施行不易，披会亦难。岁月既淹，袭以成弊。或一篇重出，而别立二名；或两论并吞，而都为一目；或问答未已，别树篇题；或脱简不书，而云世阙。重《经合》而冠《针服》，并《方宜》而为《咳篇》；隔《虚实》而为《逆从》，合《经络》而为《论要》；节《皮部》为《经络》，退《至教》以先《针》。诸如此流，不可胜数。且将升岱岳[1]，非径奚为？欲诣扶桑[2]，无舟莫适。乃精勤博访，而并有其人。历十二年，方臻理要，询谋[3]得失，深遂夙心。时于先生郭子斋堂，受得先师张公秘本，文字昭晰，义理环周，一以参详，群疑冰释。恐散于

末学，绝彼师资[4]，因而撰注，用传不朽。兼旧藏之卷，合八十一篇，二十四卷，勒成一部。冀乎究尾明首，寻注会经，开发童蒙，宣扬至理而已。

【注释】

［1］岱岳：泰山的别称。

［2］扶桑：神木之名，传说日出之处。

［3］询谋：咨询；访求。

［4］师资：谓授学之依据。

【译文】

我年轻时就仰慕医道，一向喜好养生，有幸接触《素问》这部真正的经典，就以此为借鉴。然而传世通行的版本有错误，篇目重复，前后没有条理，文义相差甚远，施行运用不易，阅读领会也困难。岁月已久，沿袭而成弊端。有的同一篇内容重复出现，却分别立两个篇名；有的两篇合并一起，而总括为一个篇名；有的一篇中的问答没有完结，就另外设立了篇名；有的因为书简脱失未加写明，而说是历代就残缺不全。在重出的《经合》篇前加上《针服》的篇名，把《异法方宜论》并入《咳篇》；割裂《通评虚实论》而并入《四时刺逆从论》，把《诊要经终论》并入《玉版论要》；分解《皮部论》而加入《经络论》，把《著至教论》退放在后面而把《针解》列在前面。诸如此类，不可尽数。要登泰山，没有路怎么上去？要去海上日出之处，没有舟船就无法前往。于是我精心努力广泛寻访，发现了诸多研究《素问》的医家。历经十二年，方才达到能掌握条理要领的程度，探讨收获之处，深感实现了夙愿。当时在郭先生的书房里，获得先师张公秘藏的版本，文字清楚，内容完备，逐一参验诸本，众多疑难问题像冰融化一样地消除了。恐怕在后学者的手中散失，断绝了他们授学的依据，于是就撰写注文，用来使它流传不朽。加上我原来收藏的卷帙，共计八十一篇二十四卷，汇集成一部书。只希望人们探究了后面的注文就能明了前面

药性有宜丸者、宜散者、宜水煮者、宜酒渍者、宜膏煎者，亦有一物兼宜者，亦有不可入汤酒者，并随[2]药性不得违越。

【注释】

[1] 法：方法，文中指使用方法、炮制方法等。

[2] 随：根据。

【译文】

药有酸、咸、甘、苦、辛五味，又有寒、热、温、凉四性，以及有毒、无毒，适宜阴干或是晒干，采集加工的季节，采嫩或者采老，何处土地所出，真品还是伪品，新采药与陈久药的不同，全都各有自己的本来属性、加工方法与质量要求等。

根据药物性质的不同，有的适宜制成丸剂，有的适宜制成散剂，有的适宜制成汤剂，有的适宜制成酒剂，有的适宜制成膏剂，也有一种药物制成几种剂型都适宜的，也有不可以制成汤剂、酒剂的，都要根据药性来做出选择，不得违背这一原则。

【原文】

欲治病，先察[1]其源，先候病机。五脏未虚，六腑未竭，血脉未乱，精神未散，服药必活。若病已成，可得半愈。病势已过，命将难全。

若用毒药疗病，先起如黍粟[2]，病去即止。不去倍之，不去十之，取去为度。

疗寒以热药，疗热以寒药，饮食不消以吐下药，鬼疰蛊毒以毒药，痈肿疮瘤以疮药，风湿以风湿药，各随其所宜。

病在胸膈以上者，先食后服药；病在心腹以下者，先服药而后食；病在四肢血脉者，宜[3]空腹而在旦；病在骨髓者，宜饱满而在夜。

【注释】

[1] 察：观察。

［2］粟：小米

［3］宜：适宜、合适。

【译文】

凡是治病，应先查清疾病的源头，把握疾病的病理变化规律。只要五脏功能没有虚衰，六腑功能没有枯竭，血脉流通没有紊乱，精神尚在而未耗散，服药必然见效。如果疾病已经形成，服药能取得一半的效果。如果疾病已很严重，生命就难以挽救了。

若用毒药治病，最初剂量应如黄米、小米那样小，病愈就立即停止用药。若病没有好，可增加1倍剂量，若病还是不好，可再增大剂量，直到病愈为止。

治疗寒证用温热性质的药，治疗热证用寒凉性质的药，饮食不消化用涌吐药或者泻下药，鬼疰和虫毒病用有一定毒性的药，痈肿疮瘤用外科疗疮药，风湿病用祛风除湿药，根据各自的病因选择有针对性的治法与用药。

病位在胸膈以上的，宜饭后服药；病位在心腹以下的，宜饭前服药；病位在四肢血脉的，宜早晨空腹时服药；病位在骨髓的，宜晚上加食后服药。

【原文】

夫大病之主，有中风、伤寒、寒热、温疟、中恶、霍乱、大腹水肿、肠澼、下痢、大小便不通、贲豚上气、咳逆、呕吐、黄疸、消渴，留饮、癖食、坚积、癥瘕、惊邪、癫痫、鬼疰、喉痹、齿痛、耳聋、目盲、金创、踒折、痈肿、恶疮、痔瘘、瘿瘤，男子五劳七伤、虚乏羸瘦，女子带下、崩中、血闭、阴蚀，虫蛇蛊毒所伤。此大略宗兆，其间变动枝叶，各宜依[1]端绪以取之。

【注释】

［1］依：依据、根据。

【译文】

常见的主要的大病，有中风、伤寒、寒热、温疟、暴病、霍乱、腹水、肠澼、痢疾、便秘、尿闭、奔豚气、咳嗽气逆、呕吐、黄疸、消渴、留饮、食积、瘕瘕、惊风、癫痫、肺痨、喉痹、牙痛、耳聋、目盲、刀伤、骨折、痈肿、恶疮、痔瘘、瘿瘤，男子五劳七伤、虚弱消瘦，女子带下、崩漏、经闭、阴痒，虫蛇咬伤和虫积臌胀。主要病证大概就是这些，另外还有一些次要病证，各种病证都要根据病因进行针对性治疗。

第三节 《伤寒杂病论》序

【原文】

余每览越人入虢之诊，望齐侯之色，未尝不慨然叹其才秀[1]也。怪当今居世之士，曾[2]不留神医药，精究方术，上以疗君亲之疾，下以救贫贱之厄，中以保身长全，以养其生。但竞逐荣势，企踵[3]权豪，孜孜汲汲[4]，惟名利是务，崇饰其末，忽弃其本，华[5]其外而悴[6]其内。

【注释】

[1]才秀：才能出众。

[2]曾：竟然。

[3]企踵：祈求、企望。

[4]孜孜汲汲：贪求不已、迫不及待的样子。

[5]华：使……华丽。

[6]悴：使……憔悴。

【译文】

我每次读到秦越人到虢国给虢太子诊病和在齐国望齐桓侯面色诊病的记载，没有一次不激动地赞叹他的才华出众。奇怪当今生活在社会上的读书人，竟然都不重视医药，不精心研究医方医术，以便对上治疗国君和父母的疾病，对下用来解救贫苦人的病灾和困苦，对自己可用来保持身体长久健康，以保养自己的生命。只是争着去追求荣华权势，踮起脚跟仰望着权势豪门，急急忙忙只是致力于追求名利，重视那些次要的身外之物，轻

第四节　《良方》自序

【原文】

余尝论治病有五难：辨疾、治疾、饮药、处方、别药，此五也。

今之视疾者，惟候[1]气口六脉而已。古之人视疾，必察其声音、颜色[2]、举动、肤理、情性、嗜好，问其所为，考其所行，已得其大半，而又遍诊人迎、气口、十二动脉。疾发于五脏，则五色为之应，五声为之变，五味为之偏，十二脉为之动。求之如此其详，然而犹惧失之。此辨疾之难，一也。

【注释】

［1］候：诊察。

［2］颜色：面色。

【译文】

我曾经论述治疗疾病有五种困难：辨别疾病、治疗疾病、饮服药物、开处方、辨认药物这五个方面。

现在的医生看病，只是诊断寸口六脉的脉象。古代的医生诊断疾病，必定诊察病人的声音、颜面色泽、举止动作、肌肤纹理、性格特点和思想情绪及嗜好，询问病人所做的事，考虑病人的实际情况，（这样）已经得到病症的一大半情况了，同时有又全面诊察病人的人迎、寸口、十二经脉的脉象。疾病从五脏发生，那么病人的五色因此就有相应的表现，五声因此就有相应的变化，五味就有相应的偏好，十二经脉就有异常搏动。探求疾病像这样详尽，但是还恐怕有失误的时候。这是辨别疾病的困难，是治病五难中的第一难。

【原文】

今之治疾者，以一二药，书其服饵之节[1]，授之而已。古之治疾者，先知阴阳运历[2]之变故，山林川泽之窍发[3]。而又视其人老少、肥瘠、贵贱、居养、性术、好恶、忧喜、劳逸、顺其所宜，违其所不宜。或药，或火，或刺，或砭，或汤，或液，矫易其故常，捭摩其性理，捣而索之[4]，投几顺变[5]，间不容发。而又调其衣服，理其饮食，异其居处，因其情变，或治以天，或治以人。五运六气，冬寒夏暑，旸雨电雹，鬼灵厌蛊，甘苦寒温之节，后先胜复之用，此天理也。盛衰强弱，五脏异禀，循其所同，察其所偏，不以此形[6]彼，亦不以一人例众人，此人事也。言不能传之于书，亦不能喻之于口，其精过于承蜩，其察甚于刻棘。目不舍色，耳不舍声，手不释脉，犹惧其差也。授药遂去，而希其十全，不其难哉？此治疾之难，二也。

【注释】

[1] 服饵之节：服药的注意事项。饵，指药。

[2] 运历：立法和节气。

[3] 窍发：指地气的生发变化。

[4] 捣而索之：综合探讨病情与治疗方法。

[5] 投几顺变：迎合疾病的病机，顺应疾病的变化。

[6] 形：对照。

【译文】

现在的医生治病，用一二味药，嘱咐服用的方法和注意事项，交给病家就完事了。而古代医生治病，首先懂得阴阳、四时气候的变化，以及山岳、森林、河流、湖泽等地气的生发变化。而且还察看病者年龄的大小、白，月亮亏缺不圆时蚌蛤就消瘦而不饱满，白露以后蚊子的尖喙就开裂，这些都是人们容易知道的形态、器官发生的变化。药性难道偏偏唯独不是这样吗？我观察南方人种茶植稻，虽然只是一沟一陇的不同，它们相距不到几步，色泽味感却顿时不一样；何况药物的产地，秦、越、燕、楚相距遥远，并且又有山地湖泽、土壤的肥瘦、气候的燥湿等不同自然条件的制约，怎么能保证每种药物都能出产在适宜得当的地方？另外，《素问》中说道：阳明司天，草木花实就会枯萎受灾；少阳司地，金石等矿藏就会变性受损。像这种理论，一般采药的人实在是不曾了解的。况且药物采集的时间有早晚之分，收藏的方法有晒干与烘烤的不同；气候有风雨燥湿，还常常遇到干旱。如今处方中的药物，有的忌用火烘烤，定要晒干后再细切捣碎，可是怎能知道采集收藏药物之人不曾在火上烘烤呢？这又不能肯定。这是辨识药物之难，为第五难。

【原文】

此五者，大概而已。其微至于言不能宣，其详至于书不能载，岂庸庸之人而可以易言医哉？

予治[1]方最久。有方之良者，辄为疏[2]之。世之为[3]方者，称其治效，常喜过实。《千金》《肘后》之类，犹多溢言，使人不敢复信。予所谓良方者，必目睹其验，始著于篇，闻不预[4]也。然人之疾，如向[5]所谓五难者，方岂能必良哉？一睹其验，即谓之良，殆不异乎刻舟以求遗剑者！予所以详著其状于方尾，疾有相似者，庶几[6]偶值云尔。篇无次序，随得随注，随以与人。拯道[7]贵速[8]，故不暇待完也。

【注释】

[1]治：研究。

[2]疏：分条记述。

[3]为：创制。

［4］预：参预。

［5］向：先前。此指以上。

［6］庶几：或许。

［7］拯道：拯救病人的原则。

［8］贵速：以速为贵。意动用法。

【译文】

以上这五种情况，只是大略罢了。深入下去，其精微到难以用言语来表明，周详到书本上也不能尽加记载，对平庸的人怎么可以轻易与他讨论医道呢？

我研习方药很久了。凡遇到良方，就把它分别记录下来。世上制方的人，称赞它的疗效，常常喜欢言过其实。《备急千金要方》《肘后备急方》这一类，都还有不少说得过头失实的话，使人们不敢再相信。我所谓的良方，必定亲眼看到它的效验，才记录在书册上，仅是听说的则不予列入。但对待人的疾病，如前所说有五难，一纸药方怎能肯定就是好的呢？初看其有效验，就说它好，大概跟刻舟求剑那样拘泥固执的人没有什么不同吧！我之所以在药方的后面详细写明其适应的证候症状，是由于患有类似疾病的人，也许能碰巧遇上采用。此书篇章没有一定的次序，随时采得，随手注释，随时用它给人施治。拯救病人之原则在于及时迅速，因此无暇等到全部完成便成此书。

【原文】

余幼多疾病，长好医术，遭逢有道，遂蹑亨衢[1]，七登南宫，两拜东掖，便繁台阁二十余载，久知弘文馆图籍方书等，繇是睹奥升堂，皆探其秘要。以婚姻之故，贬守房陵，量移大宁郡，提携[2]江上，冒犯蒸暑，自南徂[3]北，既僻且陋，染瘴婴疴，十有六七，死生契阔[4]，不可问天，赖有经方，仅得存者，神功妙用，固难称述，遂发愤刊削，庶几一隅。凡古方纂得五六十家，新撰者向[5]数千百卷，皆研其总领，核其指归，近代释僧深、崔尚书、孙处士、张文仲、孟同州、许仁则、吴升等十数家，皆有编录，并行于代，美则美矣，而未尽善。何者？各擅[6]风流[7]，递相矛盾，或篇目重杂，或商较[8]繁芜。今并味[9]精英，钤其要妙，俾夜作昼，经之营之，捐众贤之砂砾，掇群才之翠羽，皆出入再三，伏念旬岁[10]，上自炎昊，迄于圣唐，括囊遗阙[10]，稽考隐秘，不愧尽心焉。

【注释】

[1] 亨衢：四通八达的大道，此喻官运亨通。亨，通。衢，大道。

[2] 提携：牵扶、携带。此指携带家小。

[3] 徂：至，到。

[4] 契阔：聚散、离合。

[5] 向：接近。

[6] 擅：独占。

[7] 风流：此指有才而不拘礼法的风采。

[8] 商较：研究比较。

[9] 并味：汇总研究。味，品味、研究。

[10] 旬岁：满一年。旬，遍，满。

[11] 遗阙：遗漏缺失的内容。

【译文】

我自幼多病，长大爱好医术，逢遇政治清明的盛世，于是迈入官运亨通的仕途。七次在尚书省供职，两次授官于门下省，多次供职台阁达二十多年，长期主持弘文馆图籍方书的校正等。由此登堂入室，查考医学秘籍的奥理。后因婚姻的缘故，被贬任房陵（今湖北房县）刺史，后因大赦移近到大宁郡（今属山西）任太守。当时携带家人沿江而上，冒着闷热的暑气，从南到北，既偏远又荒陋，全家感染瘴气而得重病的人有十分之六七，这种死生离合的惨状，责问上天又有什么用呢，依靠古典医籍中流传下来的方剂，才有得以生存活命的人。那些方剂的神功妙用，固然很难详细叙述，于是就发愤编辑整理，希望能起到举一反三的作用。搜集编纂的古方总计有五六十家，新撰写的今方接近数千百卷，都研求它们的主旨，查对它们的意向。还有近年的释僧深、崔尚书、孙处士、张文仲、孟同州、许仁则、吴升等数十家，都有著作，同时流传于世，这种情况虽好，但是不够完善。为什么呢？因为他们在各自的论著中展示自己的风采，互相矛盾，有的篇目重复混乱，有的研究比较繁杂。如今要汇总探究其中的精华，掌握其中的奥妙，夜以继日，对各家文献进行分析整理，除去各家著作中无用的内容，选取各家著作中的精华，所有内容都经过反复筛选，暗自思考了一年时间，上自神农氏、伏羲氏，一直到现在的圣唐，搜罗遗漏短缺的文字，考查深奥难懂的含意，对于这件事的尽心尽力算得上无愧了。

【原文】

客有见余此方曰：“嘻，博哉！学乃至于此邪？”余答之曰：“吾所好者寿也，岂进于学哉？至于遁天倍情[1]，悬解先觉，吾常闻之矣。投药治疾，庶几有瘳乎？”又谓余曰：“禀生受形[2]，咸有定分[3]，药石其如命何？”吾甚非之。请论其目：“夫喜怒不节，饥饱失常，嗜欲攻中，寒温伤外，如此之患，岂由天乎？夫为人臣，为人子，自家刑国[4]，由

近兼远，何谈之容易哉？则圣人不合启金縢，贤者曷为条玉版，斯言之玷[5]，窃为吾子羞之。”客曰：“唯唯。”

【注释】

[1] 遁天倍情：违反天理，背弃常情。遁，违反。倍，通“背”，违背、违反。

[2] 禀生受形：禀受生命而成形体。

[3] 定分：一定的气数、命运。

[4] 自家刑国：从治家到治国。刑，通“形”，比照、对照。

[5] 玷：指玉的斑点。此处指缺点、过失。

【译文】

有人看到我的这些医方，说：“嘻，广博呀！学问竟然达到这种程度哇！”我回答说：“我所爱好的是健康长寿，或许比其他学问更进一步吧！至于违反天理背弃真情，哀乐得失无动于心、认识事物比一般人早的人，我曾经听说过。用药治病，或许可以痊愈吧！”又对我说：“人禀受生命而成形体，皆有一定的气数，药物将会对命运怎么样呢？”我认为这种说法不正确。我愿意论述其细节：“喜怒不节，饮食失常，嗜好欲望攻其内，寒凉温热伤其表，这样的病患，难道是天造成的吗？身为人臣，为人子，从治家到治国，由近及远，哪能容许轻易改变呢？如果周成王不应该打开金属缄封的匣子，那么周公为什么在玉版上分条刻写祝文呢？对于您的这种言语过失，我私下为您感到羞愧。”朋友说：“对对。”

【原文】

呜呼！齐梁之间，不明医术者，不得为孝子。曾、闵之行，宜其用心。若不能精究病源，深探方论，虽百医守疾，众药聚门，适足多疑，而不能一[1]愈之也。主上尊贤重道，养寿祈年[2]，故张、王、李等数先生继入，皆钦风请益[3]，贵而遵之，故鸿宝金匮、青囊绿帙[4]，往往而有，

则知日月所照者远，圣人所感者深，至于啬神[5]养和、休老补病者，可得闻见也。余敢采而录之，则古所未有，今并缮缉[6]，而能事毕矣。若乃分天地至数，别阴阳至候，气有余则和其经渠以安之，志不足[7]则补其复溜以养之，溶溶液液，调上调下，吾闻其语矣，未遇其人也。不诬方将，请俟[8]来哲。其方凡四十卷，名曰《外台秘要方》，非敢传之都邑，且欲施于后贤，如或询谋[9]，亦所不隐。

是岁天宝十一载，岁在执徐，月之哉生明者也。

【注释】

[1] 一：稍微。

[2] 养寿祈年：怡养寿命，求得长生。祈，求。

[3] 请益，泛指向别人请教。

[4] 绿帙：绿色的书套，用以藏珍贵图书。

[5] 啬神：爱惜精神。

[6] 缮缉：抄写增补。缮，抄写，补缀。

[7] 志不足：谓肾气不足。

[8] 俟：等待。

[9] 询谋：询问、请教。

【译文】

唉！南朝齐、梁时，不明医术的人，不能成为孝子。即使像曾参、闵损那样有孝行的人，也要用心于医术。如果不能精心地研究病源，深入地探讨方论，即使有百位医者守着病人，众多药物堆聚家门，也只会增加更多的疑惑，却不能稍稍治好患者。唐玄宗尊崇贤才，重视医道，颐养寿命，求得长生，所以张、王、李等数位先生相继入朝，皇上都能以钦敬的心情向众先生求教，尊重而遵从他们。所以保存完好的养生、医术等各类书籍，往往都能找到，可知如同日月普照天下一样，皇上的尊贤重道对人们的感化作用是深远的。至于爱惜精神，保养身心，使老人修养安适，使病人得到救治等内容，都能听到或见到的。我冒昧地采集这些内容，把它们摘录下来，古书中没有的内容，如今一并加以抄补，自己能做到的事就完成了。至于说分辨自然界的普遍规律，区别疾病的阴阳、表里、寒热、虚实属性，如肺邪气有余，就调理手太阴肺经的经渠穴来安定它；如肾精气不足，就调补足少阴肾经的复溜穴来补养它。根据患者体内阴阳虚实变化的情况采用适当的针法上下进行调理，我听说过这样的说法，却从没有见过这样高明的医生。对于这些事，我不能欺骗正在学医的人，只好等待后世智慧卓越的人来决断了。这本方书共四十卷，名叫《外台秘要》，我不敢奢望它能流传到京城，只想施用于后世贤能之人。如果有人来询问请教，我也不会隐瞒的。

这一年是天宝十一年（公元 752 年），干支在辰，三月初三。

第六节 《铜人腧穴针灸图经》序

【原文】

臣闻圣人之有天下也，论病以及国，原诊以知政。王泽[1]不流，则奸生于下，故辨淑慝[2]以制治；真气不荣，则疢[3]动于体，故谨医砭以救民。昔我圣祖之问岐伯也，以为善言天者，必有验于人。天之数十有二，人经络以应之；周天之度，三百六十有五，人气穴以应之。上下有纪，左右有象[4]，督任有会，腧合有数。穷妙于血脉，参变乎阴阳，始命尽书其言，藏于金兰之室[5]。洎雷公请问其道，乃坐明堂以授之，后世之言明堂者以此。由是閞灸针刺之术备焉，神圣工巧之艺生焉。若越人起死，华佗愈躄，王纂驱邪，秋夫疗鬼，非有神哉，皆此法也。

【注释】

[1] 泽：恩泽。此指道德教化。

[2] 淑慝（tè）：犹善恶。淑，善良。慝，邪恶。

[3] 疢（chèn）：疾病。

[4] 象：迹象。

[5] 金兰之室：古代帝王收藏珍贵文书的地方。

【译文】

我听说圣明的君王能拥有天下，就像高明的医生分析国君的病情可推及国情，根据诊断国君的证候可推知政事。如果君王的道德教化不能广泛传播，那么奸邪就会自下而生，所以就要辨别善恶而制定治国的方案；人体的正气不充盛，那么疾病就会在体内发作，所以医生就要慎用医术来救治百姓。从前，黄帝与岐伯等人讨问问题，认为善于谈论天道的，一定回在人事上得到验证。自然界一年的月数为十二，人有十二经脉与它相对应；一年有三百六十五天，人体有三百六十五个穴位与它相对应。人体气血的运行就像天地运行一样是有其法则规律的，经络的循行就像天地四方是有其轨迹象征的，督脉、任脉有交会之处，腧穴、合穴必有一定的数目。彻底探究了血脉精妙的道理，验证了阴阳变化的规律之后，才命人详尽地写出了那些针灸方面的理论，珍藏于金兰之室。等到雷公请教这些理论时，黄帝就坐在明堂之上把这些理论传授给了他，所以后世医家称针灸学为明堂学就是因为这个原因。从此艾灸、针刺的理论与技术就完备了，望闻问切的诊病方法就产生了。像秦越人使虢太子死而复生、华佗治愈跛足病人、王纂驱除患者身边的邪魔、徐秋夫治愈鬼的腰痛，不是因为有什么神灵相助，而都是运用了针灸之法啊。

【原文】

去圣浸[1]远，其学难精。虽列在经诀[2]，绘之图素，而粉墨易糅，豕亥多讹。丸艾而坏肝，投针而失胃。平民受弊而莫赎[3]，庸医承误而不思。非夫圣人，孰救兹患？洪惟我后，勤哀兆庶，迪[4]帝轩之遗烈，祗[5]文母之慈训，命百工以脩政令，敕大医以谨方技。深惟针艾之法，旧列王官之守，人命所系，日用尤急，思革其谬，永济于民。殿中省尚药奉御王惟一素授禁方，尤工厉石[6]，竭心奉诏，精意参神。定偃侧于人形，正分寸于俞募。增古今之救验，刊日相之破漏。总会诸说，勒[7]成三篇。

【注释】

[1] 浸：逐渐。

[2] 经诀：指医学经典的要法。诀，要法。

［3］赎：弥补。

［4］迪：继承。

［5］祇：敬奉。

［6］厉石：本指磨石。此指针灸技术。

［7］勒：编成。

【译文】

离开先圣黄帝的时代已很久，针灸这门学问就更难以精通了。虽然把它列在医学经典的要诀之中，把它绘成针灸经络图像，但图像容易混杂不清，文字在传抄中也产生了很多错误。如果错用艾灸就会损伤肝脏，错用针刺就会损伤胃气。百姓受到伤害却不知补救，庸医承袭错误而不思悔改。如果不是圣明之人，谁能拯救这些病患？只有君主深切怜悯万民的痛苦，继承轩辕黄帝留下来的烈节，敬奉文王妃姒的仁慈训导，诏命众官员修改制定政令，并命令名医严谨慎重地整理医学著作。深思针灸这种医术，从前被列为百官中的一种职守，是关系到人民性命的大事，是日常所用的特别急需的治病之法，因而就想要改正针灸学著作在流传中出现的谬误，以便永远能够救治百姓之疾患。殿中省尚药奉御王惟一平素传授医药秘方，尤其擅长针灸技术。他尽心遵奉皇帝的命令，精心参验针灸的神妙之理。在人体的前后和两侧标定经络循行的路线，确定每个腧穴的位置和深浅，增补古今医家的验方验案，订正古代针灸术一句时间取穴方面的漏洞，总汇各家学说，编成专著三篇。

【原文】

上又以古经训诂至精，学者封执[1]多失，传心岂如会目[2]，著辞不若案形，复令创铸铜人为式。内为腑脏，旁注溪谷，井荥所会，孔穴所安，窍[3]而达中，刻题于侧。使观者烂然[4]而有第，疑者涣然而冰释。在昔未臻，惟帝时宪，乃命侍臣为之序引，名曰《新铸铜人腧穴针灸

图经》。肇颁四方，景式万代，将使多瘠咸诏，巨刺靡差[5]。案[6]说蠲痾，若对谈于涪水；披图洞视，如旧饮于上池。保我黎烝，介[7]乎寿考。昔夏后叙六极以辨疾，帝炎问百药以惠人，固[8]当让德今辰，归功圣域者矣。

时天圣四年岁次析木秋八月丙申谨上。

【注释】

[1] 封执：拘泥、固执。

[2] 会目：直观了解。

[3] 窍：孔窍。

[4] 烂然：鲜明的样子。

[5] 靡差：没有差错。

[6] 案：通“按”，依据、按照。

[7] 介：佐助。

[8] 固：实在。

【译文】

皇上又认为对古代医学经典的训释解说特别精深难懂，学者往往固执己见多有失误，对针灸取穴的深奥内容，与其靠口传心授，倒不如利用模型来直观了解，预期把内容写在书本上，倒不如制成模型让学医者在直接查找穴位，于是又下令创制铸造铜人作为教学模型。铜人体内分有脏腑，旁边注明针灸穴位，穴位所在之处，凿成孔窍，使它直接到达模型内部，在孔穴的旁边标识刻写出穴位的名称。这样使得查看它的人对穴位的认知鲜明而有次序，心中的疑惑立刻像冰块融化一样涣然消失。针灸的教学在过去从来没有如此完善过，只有到当今皇帝才应时确立了针灸的教令，于是命令我为这部书撰写序文，书名叫《新铸铜人腧穴针灸图经》。开始颁发到全国各地后，为后世万代做出了最好的楷模，使多病的人都受到教导，如此针灸治疗不会出现差错。按照《图经》上的论述去除治疾病，就像郭玉在涪水边随涪翁学习针法一样；打开《图经》仔细彻底地察看，如同扁鹊久饮上池之水而能尽见体内疾病。这样可以保护黎民百姓，帮助他们健康长寿。从前夏禹阐述了六种极凶恶的事用来辨证治病，神农氏查问百药而施恩惠于人民，（当今皇帝重视医术，）必定会像夏禹、神农氏一样为后世带来福德利益，其功劳可归入圣人所行之领域。

时间为天圣四年（公元1026年），正值岁星运行到析木，秋季八月丙申日敬上。

第四章
名篇选讲

第一节　大医精诚（选自《备急千金要方》）

【原文】

张湛曰："夫经方之难精[1]，由来尚[2]矣。"今病有内同而外异，亦有内异而外同，故五脏六腑之盈虚，血脉荣[3]卫之通塞，固非耳目之所察，必先诊候以审之。而寸口关尺，有浮沉弦紧之乱，俞穴流注[4]，有高下浅深之差；肌肤筋骨，有厚薄刚柔之异，惟用心精微者，始可与言于兹矣。今[5]以至精至微之事，求之于至粗至浅之思，其不殆哉！若盈而益之，虚而损之，通而彻之，塞而壅之，寒而冷之，热而温之，是重加其疾。而望其生，吾见其死矣。故医方卜筮，艺能之难精者也，既非神授，何以得其幽微？世有愚者，读方三年，便谓天下无病可治；及治病三年，乃知天下无方可用。故学者必须博极医源，精勤不倦，不得道听途说，而言医道已了[6]，深自误哉！

【注释】

[1] 精：精通。

[2] 尚：久远。

[3] 荣：通"营"，指营气。

[4] 流注：谓经络气血运行灌注。

[5] 今：如果。

[6] 了：尽。

【译文】

晋代学者张湛说："医道难以精通，由来已久了。"这是因为疾病有的内在病因相同而外在症状不同，有的内在病因不同而外在症状相同的缘故，因此五脏六腑是充盈还是虚损，血脉营卫之气是畅通还是阻塞，本来就不是单凭人的耳朵眼睛所能了解得到的，一定先要诊察证候来了解它。但寸关尺三部脉象有浮沉弦紧的不同，腧穴气血的流通输注，有高低浅深的差别；肌肤有厚薄、筋骨有强壮柔弱的区分，只有用心精细的人，才可以同他谈论这些道理。如果把极精细、极微妙的医学道理，用最粗略最浮浅的思想去探求它，难道不是很危险吗？如果是实证却用补法治它，是虚证却用泻法治它，气血通利的却还要去疏通它，明明不顺畅却还要去阻塞它，是寒证却用寒凉药，是热证却用温热药，这些治疗方法是在加重病人的病情，你希望他能痊愈，我却看到他更加危重了。所以医方、卜筮，是难以精通的技艺，既然不是神仙传授，凭什么能懂得那深奥微妙的道理呢？世上有些愚蠢的人，读了三年医方书，就夸口说天下没有什么病值得治疗了；等到治了三年病后，才知道天下没有什么方子可以用了。所以学医的人一定要广泛深入地探究医学道理，专心勤奋不懈怠，不能只是道听途说、一知半解，就说自己已经明白了医学道理。如果那样就大大地害了自己呀！

【原文】

凡大医治病，必当安神定志，无欲无求，先发大慈恻隐之心，誓愿普救含灵之苦。若有疾厄来求救者，不得问其贵贱贫富，长幼妍蚩[1]，怨亲善友，华夷愚智，普同一等，皆如至亲之想，亦不得瞻前顾后，自虑吉凶，护惜身命。见彼苦恼，若己有之，深心凄怆，勿避险巇[2]、昼夜、寒暑、饥渴、疲劳，一心赴救，无作功夫[3]形迹[4]之心。如此可为苍生大医，反此则是含灵巨贼。自古名贤治病，多用生命以济危急，虽曰贱畜贵人，至于爱命，人畜一也。损彼益己，物情同患[5]，况于人乎！夫杀

生求生，去生更远，吾今此方所以不用生命为药者，良由此也。其虻虫、水蛭之属，市有先死者，则市[6]而用之，不在此例。只如鸡卵一物，以其混沌未分，必有大段要急之处，不得已隐忍而用之。能不用者，斯为大哲[7]，亦所不及也。其有患疮痍、下痢，臭秽不可瞻视，人所恶见者，但发惭愧凄怜忧恤之意，不得起一念蒂芥[8]之心，是吾之志也。

【注释】

［1］妍蚩（chī）：美丑。妍，娇美。蚩，通“媸”，丑陋。

［2］险巇（xī）：艰险崎岖。

［3］功夫：时间，此谓耽搁时间。

［4］形迹：客套，此谓婉言推脱。

［5］恚：厌恨。

［6］市：购买。

［7］大哲：才能识见超越寻常的人。

［8］蒂芥：细小的梗塞物。喻郁积在胸中的怨恨和不快。

【译文】

凡是品德、医术俱优的医生治病，一定要安定神志，无欲念，无贪求，首先产生慈悲同情之心，决心拯救人类的疾苦。如果有患病来求医的，不得探究他的贵贱贫富，老幼美丑，关系亲疏，中外民族，愚笨聪明，一律同样看待，都像对待最亲近的人一样，也不能瞻前顾后，考虑自身的利弊得失，护惜自己的身家性命。看到患者的烦恼，就像自己的烦恼一样，内心悲痛，不避忌艰险、昼夜、寒暑、饥渴、疲劳，全心全意地去救护患者，不能产生推托和婉言谢绝的想法。像这样才能称作百姓的大医，与此相反的话就是人类的大害。自古以来，名医治病，多数只用活物来救治危急的患者，虽然人们总认为牲畜是低贱的，而认为人类是高贵的，但说到爱惜生命，人和牲畜是一样的。损害别人而有利自己，是生物之情共同憎恶的，何况是人呢！杀害牲畜的生命来求得保全人类的生命，离开生存之道就更远了。我这些方子不用活物做药的原因，的确是出于这一番苦心！其中虻虫、水蛭这一类药，市场上有已经死了的，就买来用它，不属于这种事例。只有像鸡蛋这样的东西，因为它还处在成形前的状态，一定只有在遇到紧急情况，不得已才可忍痛使用。能不使用活物的人，才是才能识见超越寻常的人，也是我比不上的人。如果有患者患疮疡、泻痢，污臭不忍注目，别人都不愿看的，医生只可表现出由内心而发的惭愧、悲伤、怜悯、忧虑、关心的心情，不可产生一点不快的念头，这就是我的志向。

【原文】

夫大医之体[1]，欲得澄神内视[2]，望之俨然，宽裕汪汪[3]，不皎不昧[4]。省病诊疾，至意深心；详察形候，纤毫勿失；处判针药，无得参差。虽曰病宜速救，要须临事不惑。惟当审谛覃思[5]，不得于性命之上，率尔自逞俊快，邀射[6]名誉，甚不仁矣！又到病家，纵绮罗满目，勿左右顾眄；丝竹凑耳，无得似有所娱；珍羞迭[7]荐，食如无味；醽醁兼陈，看有若无。所以尔者，夫一人向隅，满堂不乐，而况病人苦楚，不离斯须。而医者安然欢娱，傲然自得，兹乃人神之所共耻，至人[8]之所不为，斯盖医之本意也。

【注释】

[1]体：风度。

[2]内视：谓不视外物，排除杂念。

[3]宽裕：气度宽宏。汪汪：此喻心胸宽广。

[4]不皎不昧：不亢不卑。

[5]审谛：仔细观察。覃思：深思。

[6]邀射：谋取。

[7]迭：交替。

[8]至人：古代思想道德达到极高境界的人。

【译文】

一个德才兼优的大医的风度，应能精神安定，知我内省，目不旁视，严肃庄重，气度宽宏，心胸宽广，堂堂正正，不卑不亢。诊察疾病，专心致志，详细了解病状脉候，一丝一毫不得有误，处方用针，不得有差错。虽说疾病应当从速救治，但更为重要的是临证不慌乱，应当仔细观察，深入思考，不能在人命关天的大事上，轻率地炫耀自己才能出众，行动敏捷，谋取名誉，这样做就太不仁德了！还有到了病人家里，纵使满目都是贵妇美女，也不要左顾右盼；琴瑟箫管之声充斥耳边，也不能为之分心而有所喜乐；美味佳肴轮流进献，吃起来也要像没有味道一样；各种美酒一并陈设出来，要像没有看见一样。这样做的原因，是只要有一个人悲痛，满屋子的人都会不快乐，更何况患者的痛苦，一刻也没有离身。如果医生安心无虑地娱乐，傲慢地洋洋自得，这些是人神都认为可耻的行为，是道德高尚的人不会做的事，这大概就是大医的基本品德吧。

【原文】

夫为医之法，不得多语调笑，谈谑[1]喧哗，道说是非，议论人物，炫耀声名，訾毁诸医，自矜己德。偶然治差一病，则昂头戴面，而有自许之貌，谓天下无双，此医人之膏肓[2]也。

老君曰：“人行阳德，人自报之；人行阴德，鬼神报之。人行阳恶，人自报之；人行阴恶，鬼神害之。”寻此二途，阴阳报施，岂诬也哉？所以医人不得恃己所长，专心经略[3]财物，但作救苦之心，于冥运道中，自感多福者耳。又不得以彼富贵，处以珍贵之药，令彼难求，自炫功能，谅[4]非忠恕之道。志存救济[5]，故亦曲碎论之，学者不可耻言之鄙俚[6]也。

【注释】

[1] 谈谑：谈笑。谑，开玩笑。

［2］膏肓：此喻恶劣行径。

［3］经略：谋取。

［4］谅：确实。

［5］救济：救世济民。

［6］鄙俚：粗俗。

【译文】

做医生的准则，应该是慎于言辞，不得随意跟别人开玩笑，大声喧哗，谈说别人的是非，炫耀自己的名声，诽谤攻击其他医生，借以夸耀自己的功德。偶然治好了一位患者，就昂头仰面，而有自我赞许的样子，认为自己天下无双，这些都是医生的不可救药的坏毛病。

老子说："一个人公开地有德于人，人们自然会报答他；一个人暗中有德于人，鬼神会报答他。一个人公开地作恶于人，人们自然会报复他；一个人暗中作恶于人，鬼神会来报复他。"探求这两个方面的行为，阳施有阳报，阴施有阴报，难道是无中生有吗？所以医生不能依仗自己的专长一心谋取财物，只要存有救济他人苦难之心，在阴间气数上，自会感到是多福的人了。还有，不能因为患者钱财多、地位高，就任意给他开珍贵的药物，让他难以找到，以此来炫耀自己的才能，这实在不是尽心为人、推己及人之道。我志在救护帮助世人，所以细碎地谈了这些，学者不要因为我说得粗俗而感到耻辱啊。

第二节　病家两要说（选自《景岳全书》）

【原文】

医不贵于能愈病，而贵于能愈难病；病不贵于能延[1]医，而贵于能延真医。夫天下事，我能之，人亦能之，非难事也；天下病，我能愈之，人亦能愈之，非难病也。惟其事之难也，斯非常人之可知；病之难也，斯非常医所能疗。故必有非常之人，而后可为非常之事；必有非常之医，而后可疗非常[2]之病。

【注释】

［1］延：请。

［2］非常：不寻常。

【译文】

医生不贵在能治愈一般的病，而贵在能治愈疑难病；病人不贵在能请到医生，而贵在能请到真正的好医生。天下的事情，我能做的，别人也能做，那就不是难事；天下的病，我能治愈的，别人也能治愈，便不是难病。正是由于事情难办，才不是一般人所能解决的；正是由于病难治，才不是一般医生所能治愈的。所以，一定要有不寻常的人，才能办不寻常的事；一定要有不寻常的医生，才可以治疗不寻常的病。

【原文】

第以医之高下，殊有相悬。譬之升高者，上一层有一层之见，而下一

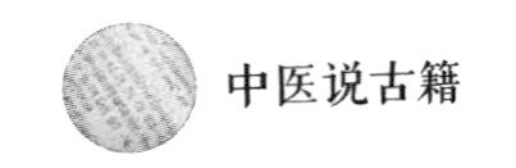

层者不得而知之；行远者，进一步有一步之闻，而近一步者不得而知之。是以错节盘根[1]，必求利器。《阳春白雪》，和者为谁？夫如是[2]，是医之于医尚不能知，而矧[3]夫非医者！昧[4]真中之有假，执似是而实非。鼓事外之口吻[5]，发言非难；挠反掌之安危，惑乱最易。使其言而是，则智者所见略同，精切者已算无遗策，固无待其言矣；言而非，则大隳任事者之心，见几[6]者宁袖手自珍，其为害岂小哉？斯时也，使主者不有定见，能无不被其惑而致误事者，鲜矣！此浮言[7]之当忌也。

【注释】

[1] 错节盘根：比喻事物复杂，不易处理。

[2] 如是：像这样。

[3] 矧（shěn）：何况。

[4] 昧：不明白。

[5] 口吻：口舌、是非。

[6] 见几：预知疾病的征兆。

[7] 浮言：没有事实根据的话。

【译文】

只是因为医生水平的高低，相差悬殊。譬如登高的人，登高一层就有高一层的见识，而低一层的人就不能知道它；走远路的人，进一步就有进一步的见闻，而走在后面一步的人就不能知道它。因此，要砍伐根干枝节盘屈交错的树木，一定要找来锐利的刀斧，像《阳春白雪》那样高雅的歌曲，能跟着唱的又有谁呢？像这样，说明医生对于医理尚且不能了解，更何况那些不是医生的人呢！有的人不明白真中有假，坚持似是而非的观点。站在局外摇唇鼓舌，说几句话并不难；在病情严重病人的安危取决于医生反掌之间的时候去干扰病家，惑乱人心最容易。假使他们说的正确，那么天下的聪明人所见大致相同，而那些精细周密的人早已考虑得毫无失策，本来就不需要他们说了。如果他们的见解错误，就会大大动摇病家对医生的信任，体察入微的医生看到病家对自己态度的变化，宁可袖手旁观，自爱自重，这样造成的危害难道还小吗？在这种时候，假使病家没有一定的主见，能不被他们迷惑以致误事的，就很少了！这种没有事实根据的话应当戒除。

【原文】

又若病家之要，虽在择医，然而择医非难也，而难于任[1]医；任医非难也，而难于临事不惑，确有主持，而不致朱紫混淆者之为更难也。倘不知此，而偏听浮议，广集群医，则骐骥[2]不多得，何非冀北驽群？帷幄有神筹，几见圯桥杰竖？危急之际，奚堪庸妄之误投？疑似之秋[3]，岂可纷纭[4]之错乱？一着之谬，此生付之矣。以故议多者无成，医多者必败。多，何以败也？君子不多也。欲辨此多，诚非易也。然而尤有不易者，则正在知医一节[5]耳。

【注释】

[1] 任：委以重任、任用。

[2] 骐骥：骏马，比喻良医。

[3] 秋：时期，指关键时刻。

[4] 纷纭：各种不同的意见。

[5] 节：关键问题。

【译文】

又如病家的要事，虽然在于选择医生，然而选择医生并不难，而难在任用医生；任用医生并不难，而难在遇到麻烦不迷惑，确实有主见，而又不致颠倒是非、真假不辨才是更困难的。假若不懂得这个道理，总是听信那些没有根据的议论，到处请来许多医生，就好比良马不可多得，哪个不是冀北劣马？虽说军帐里有神机妙算，课时能见到几个像张良那样杰出的人物？在病情危急的时候，怎么能经得起庸医误投方药？在疾病复杂难辨的时候，怎么能允许众说纷纭的干扰呢？一步错了，病人的生命就断送了。因此议论多反而不能成功，医生多必然要失败。医生多，为什么还会失败呢？因为医术高的人不多呀。要辨别纷纭的议论和众医的优劣，确实不是一件容易的事呀。然而最不容易的，就正是在于真正了解医生这一关键点上。

【原文】

夫任医如任将，皆安危之所关。察之之方，岂无其道？第欲以慎重与否观其仁，而怯懦者实似之；颖悟与否观其智，而狡诈者实似之；果敢与否观其勇，而猛浪[1]者实似之；浅深与否观其博，而强辩者实似之。执拗[2]者若有定见，夸大者若有奇谋。熟读几篇，便见滔滔不竭；道闻数语，谓非凿凿有凭？不反者，临涯已晚；自是者，到老无能。执两端者，冀[3]自然之天功；废四诊者，犹瞑[4]行之瞎马；得稳当之名者，有耽搁之误；昧经权之妙者，无格致[5]之明。

【注释】

[1] 猛浪：即“孟浪”，鲁莽。

[2] 执拗：固执任性。

[3] 冀：企图、希望。

[4] 瞑：夜晚。

[5] 格致：探究事物之理而获得知识。

【译文】

任用医生如同任用将领，都是关乎安危的大事。考察医生的方法，难道没有一定的规律？如果只凭慎重与否观察他们是不是仁慈，那么胆怯懦弱的人确实像仁慈的人；只凭聪明与否观察他们是不是有智慧，那么狡猾奸诈的人确实像有智慧的人；只凭果敢与否观察他们是不是勇武，那么鲁莽的人确像勇武的人；只凭深刻与否观察他们是不是渊博，那么能言善辩的人确实像渊博的人。固执己见的人好像很有主见；夸大其词的人好像很有奇谋。熟读几篇文章，就见他滔滔不绝地发表议论；路上听到过几句话，就说这不是有确凿的根据吗？执迷不悟的话，临近险境再悔悟就已经晚了；自以为是的人，到老也没有才能。抱着两可态度的人，指望不须努力就能得到效果；放弃四诊的人，就像夜行的盲马；得到稳当的名声的人，有耽搁病情的失误；不明白权变妙道的人，没有穷尽事理的明智。

【原文】

有曰专门，决非通达。不明理性，何物圣神？又若以己之心度人之心者，诚接物之要道，其于医也则不可，谓人己气血之难符；三人有疑从其二同者，为决断之妙方，其于医也亦不可，谓愚智寡多之非类。凡此之法，何非徵医之道[1]？而徵医之难，于斯益[2]见。然必也小大方圆全其才，仁圣工巧全其用，能会精神于相与[3]之际，烛幽隐于玄冥[4]之间者，斯足谓之真医，而可以当性命之任矣。惟是皮质之难窥，心口之难辨。守中[5]者无言，怀玉者不衒，此知医之所以为难也。故非熟察于平时，不足以识其蕴蓄[6]；不倾信[7]临事，不足以尽其所长。使必待渴而穿井，斗而铸兵，则仓卒之间，何所趋赖[8]？一旦有急，不得已而付之庸劣之手，最非计之得者。子之所慎，斋、战、疾。凡吾侪同有性命之虑者，其毋忽于是焉！

【注释】

[1] 徵医之道：考察医生的方法。

[2] 益：越发，更加。

[3] 相与：接触病人。

[4] 玄冥：不明显，隐蔽。

[5] 守中：信守正道。

[6] 蕴蓄：积聚。指潜在的才学。

[7] 倾信：完全相信。倾，竭尽。

[8] 趋赖：归附依靠。

【译文】

有的人自称为专家，却断不是那通达的人，不明白医理性命，还充什么圣人？又如用自己的想法去猜度别人的想法，确实是与人相处的重要方法，但这一点对于医生来说却不行，因为别人和自己的气血难以相合；三个人有不一致的意见，就依从看法相同的两个人，是做决定的妙法，这一点对于医生来说也是不行的，因为“愚蠢或聪明”与“人少或人多”并不一致。所有这些方法，哪个不是考察医生的办法？而考察医生的艰难，从这些方面更加显著地表现了出来。这样看来只有心细、胆大、行方、智圆、才识全面，将望闻问切综合运用，能在诊察病人的时候精神集中，在病情不明的时候指明隐秘证候的医生，才能够称他为真正的医生，才可以担当保全性命的重任。可是医生的表面和本质难以察看清楚，心里想的和嘴里说的难以辨别。信守正道的人不乱说话，怀有真才的人不向人炫耀，这些是了解医生之所以困难的原因。因此，不在平时深入了解，就不足以看出一个医生的潜在才能；不在临证时完全信任，就不足以充分发挥一个医生的长处。假使一定等到渴了才挖井，打起仗来才铸造武器，那么仓促之间，可以去依靠什么？一旦有了急病，不得已把性命交到庸医的手上，尤其是不恰当的做法。孔子慎重对待的是，斋礼、战争、疾病。凡是我辈中有同样性命忧虑的的人，希望不要忽视这一点哪！

【原文】

噫！惟是伯牙常有也，而钟期不常有；夷吾常有也，而鲍叔不常有。此所以相知[1]之难，自古苦之，诚不足为今日怪！倘亦有因予言留意于未然[2]者，又孰非“不治已病治未病，不治已乱治未乱”之明哲乎！惟好生者略察之！

【注释】

［1］相知：了解他人。

［2］未然：事情尚未发生。指疾病未形成。

【译文】

唉！只是俞伯牙常有，钟子期却不常有；管仲常有，鲍叔牙却不常有。这就是了解他人很困难的原因，自古以来都为这事苦恼，确实不用对现在的这种状况感到奇怪！假若还有因为我说了这些话能在疾病没有发生之前就留心的人，岂不是那“不待已经病了再去治疗，而是在疾病还没有发生时就防止它的出现；不待已经乱了才去治理，而是在没有发生乱的时候就去预防”的明智的人呢！希望爱惜生命的人稍微体察一下我所讲的这些话！

第三节　医俗亭记（选自《钦定四库全书·家藏集》）

【原文】

余少婴俗病，汤熨针石，咸罔奏功，而年日益久，病日益深，殆由腠理肌肤以达于骨髓，而为废人矣。客有过余，诵苏长公《竹》诗，至“士俗不可医”之句，瞿然[1]惊曰:“余病其痼也耶？何长公之诗云尔[2]也？”既，自解曰:“士俗坐[3]无竹耳，使有竹，安知其俗之不可医哉？”则求竹以居之。

【注释】

[1] 瞿然：表示心惊的样子。

[2] 云尔：如此说。

[3] 坐：因为。

【译文】

我年轻时患俗病，汤药、熨灸、针刺、砭石，都没有取得疗效，病程日益长久，病情日益深重，大概从腠理肌肤而深入到骨髓，快成为废人了。有位客人探望我，诵读苏长公（苏轼）《于潜僧绿筠轩》这首诗，到“士俗不可医”这一句时，我心中一惊:“我的病大概很重了吧？否则为什么长公的诗这样说呢？”一会儿，便宽解自己说:“士俗因为没有竹子吧，如果有竹子，怎么知道他们的俗病就不可医治呢？”于是寻求竹子相伴居住。

【原文】

而家之东偏，隙地仅[1]半亩，墙角萧然[2]有竹数十个。于是日使僮奴壅且沃之，以须其盛。越明年，挺然百余，其密如箦[3]，而竹盛矣。复自喜曰："余病其起也耶？"因构小亭其中。食饮于是，坐卧于是，啸歌于是，起而行于是，倚而息于是，倾耳注目，举手投足，无不在于是。其借此以医吾之俗何如耶？吾量之隘俗也，竹之虚心有容足以医之；吾行之曲俗也，竹之直立不挠足以医之；吾宅心流[4]而无制，竹之通而节足以医之；吾待物混而无别，竹之理而析足以医之。竹之干云霄而直上，足以医吾志之卑；竹之历冰雪而愈茂，足以医吾节之变。其潇洒而可爱也，足以医吾之凝滞；其为箫、为简、为箭、为笙、为箫、为簠簋也，足以医吾陋劣而无用。盖逾年，而吾之病十已去二三矣。久之，安知其体不飘然而轻举，其意不释然[5]而无累，其心不充然而有得哉？

【注释】

[1] 仅（jìn）：将近。

[2] 萧然：冷落的样子。

[3] 箦：用竹片编成的床垫。亦泛指竹席。

[4] 流：放纵。

[5] 释然：指疑虑消除。

【译文】

家中的东面，空地几乎半亩，墙角稀疏冷落地有生长着竹子数十枝。于是每日委派童仆培土、浇灌，用来等待它们变得茂盛。到了第二年，已有一百多枝挺拔着，它们密密麻麻得如同竹席，是竹子变得茂盛了。自己又高兴地说："我的病大概要好转了吧？"于是在竹林中建造小亭。吃饭饮水在这里，小坐躺卧在这里，啸傲吟歌在这里，起身行走在这里，倚靠休息在这里，侧耳倾听，举目远眺，举手投足，无不在这里。我凭借如此生活来医治我的俗病如何？我气量狭隘的俗病，竹子内部空虚有容量能够医治；我行为乖戾的俗病，竹子挺直不弯曲能够医治；我居心放纵而没有节制，竹子通彻而有节能够医治；我待人混同而没有区别，竹子有纹理有差别能够医治。竹子冲云霄而笔直向上，能够医治我志向的卑微；竹子经历严冬却更加茂盛，能够医治我气节的不贞。竹子潇洒又可爱，能够医治我的拘泥不化；竹子可以制作成竹筒、竹简、竹箭、笙、箫、簠簋，能够医治我的浅陋无能。大概只过了一年，我的病已经消除十分之二三。久而久之，我的身体怎能不轻盈易举，我的思想怎能不疑虑尽消而没有牵挂，我的内心情怎能不充实而有所收获呢?

【原文】

古之俞跗、秦越人辈，竹奚以让为?然而，是竹也，不苦口，不瞑眩[1]，不湔浣肠胃，不漱涤五脏。长公不余秘而授之。余用之，既有功绪[2]矣。使人人皆用之，天下庶几无俗病与?

明年余将北去京师。京师地不宜竹。余恐去[3]竹日远而病复作也，既以名其亭，复书此为记。迟[4]他日归亭中，愿俾病根悉去之，不识是竹尚纳我否?

【注释】

[1] 瞑眩：头晕目眩。

[2] 功绪：功效。

[3] 去：离开。

[4] 迟（zhì）：等待。

【译文】

古代的俞跗、秦越人等人为什么不用竹子治病呢?虽然如此，但是这竹子吃下去，不使人口苦，不使人头晕目眩，不洗涤肠胃和五脏。苏长公不隐瞒我而传授给我。我使用它，已经有功效了。如果人人都使用它，天下或许没有俗病了吧?

明年我将要北上京城。京城的环境不适宜栽种竹子。我担心离开竹子久了俗病又要发作，给亭子起了这个名字（医俗亭），又写了这篇文章作为记录。待日后回到亭中，希望能将病根完全消除，就是不知道这片竹林还肯接纳我吗？

第四节　诸家得失策（选自《针灸大成》）

【原文】

问：人之一身，犹之天地。天地之气，不能以恒顺，而必待于范围之功；人身之气，不能以恒平，而必待于调摄之技。故其致病也，既有不同；而其治之，亦不容一律。故药与针灸，不可缺一者也。然针灸之技，昔之专门者固各有方书，若《素问》《针灸图》《千金方》《外台秘要》，与夫补泻灸刺诸法，以示来世矣。其果[1]何者而为之原[2]欤？亦岂无得失[3]去取于其间欤？诸生以是名家[4]者，请详言之！

【注释】

[1] 果：究竟，到底。

[2] 原：同“源”，根源。

[3] 得失：优劣。此指正确与错误。

[4] 名家：以学有专长而自成一家。

【译文】

问道：人的全身就好像那天地。天地间的“气”不可能恒久调顺，必须有赖于人们的制约作用；人身的“气”也不可能经常平和，必须有赖于调养的方法。因为人们生病的原因各有不同，治疗的方法也就不可能是一个样。所以药和针灸，都是一样也不可缺少的呀！可是针灸的技术，过去专门研习它们的医家早已有各种医学著作，如《素问》《针灸图》《千金方》《外台秘要》，以及补泻、灸刺等多种方法，已经传给后人了。到底哪些是它们的本源呢？这中间是否也有优劣、去取可谈呢？各位生员是这方面的名家（是以这方面著称的），请详细谈谈这方面的情况吧！

【原文】

对曰：天地之道，阴阳而已矣。夫人之身，亦阴阳而已矣。阴阳者，造化之枢纽，人类之根抵也。惟阴阳得其理则气和，气和则形亦以之和矣。如其拂而戾焉，则赞助调摄之功，自不容已矣。否则，在造化不能为天地立心，而化工[1]以之而息；在夫人不能为生民立命[2]，而何以臻[3]寿考无疆[4]之休哉？此固圣人赞化育之一端也，而可以医家者流而小之[5]耶？

【注释】

[1] 化工：化育万物之工作，指自然的创造力。

[2] 立命：谓修身顺从天道。

[3] 臻：达到。

[4] 寿考无疆：寿命长久，没有止境。

[5] 小之：轻视它。

【译文】

回答道：天地间的原理不过阴阳而已。人身也是阴阳而已。阴阳是天地创造和变化的关键、纽带，是人类的根本。只有阴阳协调了“气”才能和顺，“气”和顺了“形”也就跟着平和了。假如因违反了规律而出现逆乱的情况，那么人们协助和调摄的功夫，自然就成为不可缺少的了。如果不是这样，对于自然界就不能给天地建立思维——弄清它的运行规律，那么运行变化的作用会因此出现障碍；对于人类也就不能修身养性以奉天命——掌握自身的变化规律，那怎么能达到长寿的境界呢？这本该就是圣人参赞天地、化育万物工作的一个方面，岂可因为是医家等人的事而小看它呢？

【原文】

愚尝观之《易》曰:“大哉乾元!万物资始”“至哉坤元!万物资生”。是一元之气[1]流行于天地之间,一阖一辟,往来不穷。行而为阴阳,布而为五行,流而为四时,而万物由之以化生。此则天地显仁藏用之常,固无庸以赞助为也。然阴阳之理也,不能以无愆,而雨旸[2]寒暑,不能以时若[3],则范围之功,不能无待于圣人也。故《易》曰:“后以裁成天地之道,辅相天地之宜,以左右民。”此其所以人无夭札[4],物无疵厉[5],而以之收立命之功矣。

【注释】

[1]一元之气:古代哲学中产生和形成天地万物的原始之气。

[2]旸:晴天。

[3]若:顺。

[4]夭札:遭疫病而早死。夭:短命,早死。札:患疫病而死。

[5]疵厉:疾病,灾害。厉:通“疠”。

【译文】

我曾经看了《易经》上说的:“天之阳,万物由此而开始”“地之阴,万物由此而产生。”这是由于一元之气运行在天地之间,或闭或开,循环不止。分开来成为阴阳,排列成为五行,周转成为四时,所有生物都由此而变化、生长。这就是天地显现资生化育万物之仁德,隐藏于百姓不知道的功用,本来是不必依靠人们的协助而做到的。可是阴阳的运转规律不可能没有差错,那阴天、晴天、寒暑变换,不可能经常顺当,因此制约的工作就不能不依靠圣人来做了。所以《易经》上说:“君王用以制约和顺从(成全)自然界的发展规律,配合(适应)自然界的相宜情况,以此来指挥、引导人民。”这样才能使人们没有夭伤,物类没有灾害疫病,因而收获修身养性以奉天命的功效了。

【原文】

然而吾人同得天地之理以为理，同得天地之气以为气，则其元气流行于一身之间，无异于一元之气流行于天地之间也。夫何喜怒哀乐、心思嗜欲之汩[1]于中，寒暑风雨、温凉燥湿之侵于外，于是有疾在腠理者焉，有疾在血脉者焉，有疾在肠胃者焉。然而疾在肠胃，非药饵不能以济[2]；在血脉，非针刺不能以及[3]；在腠理，非熨焫[4]不能以达[5]。是针、灸、药者，医家之不可缺一者也。夫何诸家之术惟以药，而于针、灸则并而弃之，斯[6]何以保其元气，以收圣人寿民之仁心哉？

【注释】

［1］汩：扰乱。

［2］济：救助、疗救。

［3］及：达到疗效。

［4］熨焫（ruò）：熨法和灸法。焫：烧。

［5］达：透达、通达。

［6］斯：则、那么。

【译文】

可是我们人类同样是以天地之理为理，以天地之气为气，因其如此，元气的运行在一身之中，无异于一元之气运行在天地之中啊。但奈何喜怒哀乐、心思嗜欲从内部扰乱，寒暑风雨、温凉燥湿从外部侵犯，这样就有发生在腠理的病，有发生在血脉的病，有发生在肠胃的病。那些在肠胃方面的病，不用药物就不能有所救助；在血脉方面的病，不用针刺就不能触及；在腠理方面的病，不用热熨、艾灸就不能通达。因此，针、灸、药三种治法，医家是一样也不可缺少的呀。那怎么各家的治法光是用药，却把针和灸一起抛弃掉，那么靠什么来保全元气以实现古代医家使人们长寿的一片仁心呢？

【原文】

然是针与灸也，亦未易[1]言也。孟子曰："离娄之明，不以规矩，不能成方圆；师旷之聪，不以六律，不能正五音。"若古之方书，固离娄之规矩，师旷之六律也。故不溯[2]其源，则无以得古人立法之意；不穷其流，则何以知后世变法之弊？今以古之方书言之，有《素问》《难经》焉，有《灵枢》《铜人图》焉，有《千金方》，有《外台秘要》焉，有《金兰循经》，有《针灸杂集》焉。然《灵枢》之图，或议其太繁而杂；于《金兰循经》，或嫌其太简而略；于《千金方》，或诋[3]其不尽伤寒之数；于《外台秘要》，或议其为医之蔽；于《针灸杂集》，或论其未尽针灸之妙。溯而言之，则惟素、难为最要。盖素、难者，医家之鼻祖[4]，济生之心法，垂之万世而无弊者也。

【注释】

[1] 易：简单、容易。

[2] 溯：追溯。

[3] 诋：诋毁。

[4] 鼻祖：某一学派或行业的创始者。鼻，创始。

【译文】

可是针和灸也不是容易谈的呀。孟子说过："即使有像离娄那样好的视力，不用圆规、角尺，也不可能画成正方正圆；即使有像师旷那样好的听觉，不用六律，不可能校正标准的五音。"像古代传下来的医书，就好比离娄所用的"规""矩"、师旷所用的"六律"一样。所以不追溯它的本源，就无从了解古代医家立法的用意；不穷尽它的末流，怎能知道后世变法的弊病。现在就从古代的医书来谈，有《素问》《难经》，有《灵枢》《铜人腧穴针灸图经》，有《千金方》，有《外台秘要》，有《金兰循经》，有《针灸杂说》。可是《灵枢》与《铜人腧穴针灸图经》，有人说它们太过繁冗而杂乱；对《金兰循经》，又有人嫌它太简略；对于《千金方》，有人诋毁它没有完整记载《伤寒论》的条文；对于《外台秘要》，有人议论它医理隐蔽不清；对于《针灸杂说》，有人说它没有说完针灸的精妙。追溯其本源来说，只有《素问》《难经》最为重要。因为《素问》《难经》是医学著作的始祖，济助人民的心得、妙法，一直流传到万代也是没有弊病的呀！

【原文】

夫既由素、难以溯其源，又由诸家以穷[1]其流。探脉络，索荣卫，诊表里，虚则补之，实则泻之，热则凉之，寒则温之。或通其气血，或维其真元。以律[2]天时，则春夏刺浅、秋冬刺深也；以袭水土，则湿致高原、热处风凉也；以取诸人，肥则刺深、瘠则刺浅也。又由是而施之以动、摇、进、退、搓、弹、摄、按之法，示之以喜、怒、忧、惧、思、劳、醉、饱之忌，穷之以井、荥、俞、经、合之源，究之以主客标本之道，迎随开阖之机。夫然后阴阳和，五气顺，荣卫固，脉络绥，而凡腠理血脉，四体百骸，一气流行，而无壅滞痿痹之患矣。不犹[3]圣人之裁成辅相，而一元之气周流于天地之间乎？先儒曰：吾之心正，则天地之心亦正；吾之气顺，则天地之气亦顺。此固赞[4]化育之极功[5]也，而愚于医之灸刺也亦云。

【注释】

[1] 穷：了解。

[2] 律：效法。

[3] 犹：像、犹如。

[4] 赞：赞助、帮助。

[5] 极功：最高的功德。

【译文】

既从《素问》《难经》来追溯它的本源，又从各家的著述来了解它的支流。探讨经络，辨析营卫，分清表里，虚证用补法，实证用泻法，热证用凉法，寒证用温法。或是通畅人的气血，或是维护人的元气。效法天时，那么春夏时气血浮浅，针刺要浅一些，秋冬时气血深沉，针刺要深一些；顺应地理，那么属寒湿病证的要安置到高地，属燥热病证的要安置到通风阴凉处；根据人的不同情况，那么肥胖的人要刺得深些，瘦人要刺得浅些。进而又为患者施用动、摇、进、退、搓、弹、摄、按等手法，并指出喜、怒、忧、惧、思、劳、醉、饱等禁忌，穷尽井、荥、输、经、合的本源，探究主客、标本的道理，迎随、开合的补泻法。这样之后，阴阳协调，五脏之气顺理，营卫坚固，经络安和，所有皮肤肌腠、经脉、四肢百骸，都能气血流通，这样就没有阻滞、痿痹的疾患了。不是就像圣人对天地的调节、配合作用一样，让元气能周流于天地之间的情况吗？儒家曾说："我的心正，天地之心也就正；我的气顺，天地之气也就顺。"这本来是圣人赞助天地化育万物的最高功德的，而我对于医学中的灸刺方法也是这样（同样看待）的。

第五节　与薛寿鱼书（选自《小仓山房文集》）

【原文】

谈何容易！天生一不朽之人，而其子若孙必欲推而纳之于必朽之处，此吾所为悁悁[1]而悲也。夫所谓不朽者，非必周孔而后不朽也。羿之射，秋之弈[2]，俞跗之医，皆可以不朽也。使必待周孔而后可以不朽，则宇宙间安得有此纷纷之周孔哉？子之大父一瓢先生，医之不朽者也，高年不禄[3]，仆方思辑其梗概，以永其人，而不意寄来墓志无一字及医，反托于陈文恭公讲学[4]云云[5]。呜呼！自是而一瓢先生不传[6]矣！朽矣！

【注释】

［1］悁悁（yuān）：忧闷貌。

［2］弈：棋术。

［3］不禄：古代士死的婉语。

［4］学：理学，此指宋明理学。

［5］云云：如此等等。

［6］传：流传。

【译文】

谈说议论岂可轻率！（薛雪）是天生一位不朽之人，可是他的子孙一定要把他推送纳入必朽之处，这就是我忧闷悲愤的原因。那些称得上不朽的人，不是一定要成为周公、孔子那样的人以后才不朽。像后羿的射技，弈秋的棋艺，俞跗的医术，都可以成为不朽的呀。假使一定要等到成为周公、孔子那样的人以后才可以不朽，那么世间哪能有这么多的周公、孔子呢？你的祖父一瓢先生，是医者中的不朽之人，高龄而逝，我正想要辑录他的生平概略及主要医学成就，以便使他的功绩长传于世，永不磨灭，然而没有想到你寄来的墓志铭中，没有一个字涉及到医术，反而依托于陈文恭研习的宋明理学，如此等等。唉！从此以后，一瓢先生的功绩失于流传了！被磨灭了。

【原文】

夫学在躬行[1]，不在讲也。圣学莫如仁，先生能以术仁其民，使无夭札，是即孔子老安少怀之学也。素位而行学，孰大于是，而何必舍之以他求？阳明勋业烂然[2]，胡世宁笑其多一讲学；文恭公亦复为之，于余心犹以为非。然而，文恭，相公也；子之大父，布衣也。相公借布衣以自重[3]，则名高；而布衣挟[4]相公以自尊，则甚陋。今执途之人而问之曰：一瓢先生非名医乎？虽子之仇，无异词也。又问之曰：一瓢先生其理学乎？虽子之戚，有异词也。子不以人所共信者传[5]先人，而以人所共疑者传先人，得毋以“艺成而下”之说为斤斤乎？不知艺即道之有形者也。精求之，何艺非道？貌[6]袭之，道艺两失。

【注释】

[1] 躬行：亲身实行。

[2] 烂然：光明显赫的样子。

[3] 自重：抬高自我身价。

[4] 挟：依仗。

[5] 传先人：为先人立传。

[6] 貌：形式上、表面上。

【译文】

学问贵在亲身实践，而不在空谈。最高明的学问没有什么可比得上仁学的了，薛雪先生能凭医术仁爱民众，使他们不因患病而早死，这就是孔子使老年人安宁、使青年人怀归的学问啊！安于现在所处的地位，不求名为而奉行仁学，还有什么比这个更高尚了，而为什么一定舍此而求彼呢？王阳明功业卓著，胡世宁还讥笑他只是一味地讲学；陈文恭也从事讲学，在我心中同样认为不当。但陈文恭是大官，您的祖父是平民百姓。官员借着走近百姓而提高自己在百姓心中的分量，体恤下情的名望就能提高；而百姓依仗官员而妄自尊大，就太鄙陋不堪了。如果拉住一味过路人询问他：一瓢先生不是名医吗？即使是您的仇人也没有不同意见。又问他说：一瓢先生大概是理学家吧？即使是您的亲戚也会有不同看法。您不用人们共同信服的事情为您的祖父立传，却用人们共同怀疑的事情为您的祖父立传，莫不是拘泥于“技艺取得成就而居于下位”的说法了吧？应当知道技艺就是仁道的体现。如果专心地探求它，什么技艺不是仁道呢？若是从形式上效仿它，仁道、技艺就都失掉了。

【原文】

燕哙、子之何尝不托尧舜以鸣高[1]，而卒为梓匠轮舆所笑。医之为艺，尤非易言，神农始之，黄帝昌[2]之，周公使冢宰领之，其道通于神圣。今天下医绝矣，惟讲学一流转未绝者，何也？医之效立见，故名医百无一人；学之讲无稽，故村儒[3]举目皆是。子不尊先人于百无一人之上，而反贱之于举目皆是之中，过矣！即或衰年无俚[4]，有此附会[5]，则亦当牵连书之，而不可尽没有所由来。仆昔疾病，性命危笃，尔时虽十周、程、张、朱何益？而先生独能以一刀圭活之，仆所以心折[6]而信以为不朽之人也。虑此外必有异案良方，可以拯人，可以寿世者，辑而传焉，当高出语录陈言万万。而乃讳而不宣，甘舍神奇以就臭腐[7]，在理学中未必增一伪席，而方伎中转失一真人矣。岂不悖哉！岂不惜哉！

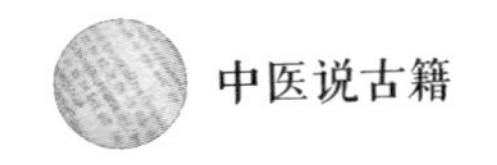

【注释】

［1］鸣高：自鸣清高。

［2］昌：使……兴盛。

［3］村儒：指才疏学浅的文人。

［4］无俚：无聊。

［5］附会：指附和讲学之事。

［6］心折：佩服。

［7］臭腐：腐朽的理学。

【译文】

燕哙、子之何尝不标榜效法尧舜禅让而自鸣清高，但最终被百姓耻笑。医学作为一门技艺，更不是可以轻易谈论的，神农开创了它，黄帝使它兴盛，周公派冢宰管理它，医学的最高境界可以达到望而知之谓之神，闻而知之谓之圣。如今天下的名医绝迹了，只知讲学之流反而绵延不绝，这是为什么呢？医学的效应立时显现，所以妙手回春的名医百无一人；理学的空言无从考证，所以才疏学浅的文人举目皆是。您不把您的祖父尊奉到百无一人的名医之上，反而把他贬低到举目皆是的才疏学浅的文人之中，太错了！即使他晚年出于无聊，做过一些这类牵强附会的事，那么也只应当捎带着写上几笔，而不能完全湮没他一直以来作为一名医生的经历。我早年患重病，生命垂危，那时即使有十个周敦颐、程颢程颐兄弟、张载、朱熹这样的著名理学家又有什么益处？而一瓢先生只用一点药就把我救活了，这就是我心悦诚服，确实把他看作不朽的大医的原因。我想除了这个案例外一定还有其他能用来治病救人，延年益寿的病案和良方，把它们辑录起来流传下去，一定会远远高出理学的陈言旧论。而您竟然回避这些而不加宣扬，甘愿舍弃神奇的医学，而依附于腐朽的理学，在理学中未必能增加一个虚假的名位，而在医学中反而失去了一位有真才实学的人了。这难道不荒谬吗？难道不可惜吗？

第六节　气寿（选自《论衡》）

【原文】

凡人禀命有二品：一曰所当触[1]值之命，二曰强弱寿夭之命。所当触值，谓兵、烧、压、溺[2]也。强寿弱夭，谓禀气渥薄也。兵、烧、压、溺，遭以所禀为命，未必有审期也。若夫强弱夭寿，以百为数，不至百者，气自不足也。夫禀气渥则其体强，体强则其命长；气薄则其体弱，体弱则命短。命短则多病寿短。始生而死，未产而伤，禀之薄弱也。渥强之人，不卒[3]其寿。若夫无所遭遇，虚居困劣[4]，短气而死，此禀之薄，用之竭也。此与始生而死、未产而伤一命也，皆由禀气不足，不自致[5]于百也。

【注释】

[1]触：接触，遭受。

[2]兵、烧、压、溺：指被兵器杀死，被火烧死，被土压死，被水淹死。

[3]卒：尽。

[4]劣：弱。

[5]致：达到。

【译文】

人们禀受天命的情况有两种：一是遭受意外情况，二是因身体强弱而造成寿命长短不同。其中遭受的意外情况为被兵器杀、被火烧、被土压、被水淹而亡。体强则长寿，体弱则夭折，指的是人承受于母体的先天精气的厚薄多少（与寿命长短有关）。被兵器杀、被火烧、被土压、被水淹而亡，是由遭受意外情况的时间来决定，这就未必有确定的日期。至于说人因身体强弱而造成的寿命长短，以一百岁为界限，没有到一百岁，是因为承受的气本身不充足。如果承受的气多人的体质就强健，体质强健人的寿命就长；如果承受的气少人的体质就虚弱，体质虚弱人的寿命就短。寿命短的人常因多病而短寿。刚生出就亡故，或还没有出生就亡故了，都是承受的气太少了的缘故。承受的气多，体质强健的人，必定能活到百岁寿限。如果没有遭遇什么意外，闲居在家，都会感到疲乏无力，短气而死，这是承受的气少，被用尽了的缘故。这与刚生出就亡故、没有出生就亡故的人，同属一种夭命，都是因为承受的气不充足，而不能让自己活到百岁寿命。

【原文】

人之禀气，或充实而坚强，或虚劣而软弱。充实坚强，其年寿；虚劣软弱，失弃其身。天地生物，物有不遂[1]；父母生子，子有不就[2]。物有为实，枯死而堕；人有为儿[3]，夭命而伤。使实不枯，亦至满岁；使儿不伤，亦至百年。然为实、儿而死枯者，禀气薄，则虽形体完，其虚劣气少，不能充也。儿生，号啼之声鸿朗高畅者寿，嘶喝[4]湿下者夭。何则？禀寿夭之命，以气多少为主性也。妇人疏字[5]者子活，数乳者子死。何则？疏而气渥，子坚强；数而气薄，子软弱也。怀子，而前已产子死，则谓所怀不活，名之曰怀。其意以为已产之子死，故感伤之，子[6]失其性矣。所产子死，所怀子凶者，字乳亟数，气薄不能成也。虽成人形体，则易感伤，独先疾病，病独不治。

【注释】

［1］遂：成功，顺利。

［2］就：成就，成功。

［3］人有为儿：有的婴儿出生了。

［4］嘶喝：声音沙哑。

［5］字：怀孕，生育。

［6］子：悲伤时所怀的胎儿。

【译文】

人承受气，有的充实而坚强，有的虚少而软弱。充实坚强的，寿命就长；虚少软弱的，就会（更早地）失去生命。天地生万物，万物中有的长不成；父母生下子女，子女中有的长不大。植物长成了果实，果实却会枯死落下；有的孩子出生了，却会夭折亡故。假使果实不枯，也能够长到成熟；假使孩子不亡故，也能够活到百岁。然而，长出的果实，生下的孩子之所以会枯死或夭折，是因为承受的气太薄太少的缘故，虽然他们形体是完整的，但是由于承受的气虚而少，不足以充养果实和身体。婴儿出生，哭喊宏亮声高畅通的寿命长，声音沙哑低小的容易夭折。这是为什么呢？因为承受长寿还是夭折的天命，是由承受的气的多少来决定的。妇女生子少，孩子就容易存活，生育多，孩子则不易存活。这又是为什么呢？因为生产少则气充足，子女体质坚强；生产频繁则气稀少，子女体质软弱。怀孕时，如果先前生下的孩子夭折，人们就会认为这次所怀的胎儿活不成，于是将他命名为“怀”。人们的意思是早先生下来的孩子夭折，（母亲必然很悲痛，）所以悲伤时怀的胎儿就会失去他正常的寿命。生下的孩子夭折，所怀的胎儿危险，是生育过于频繁，孩子承受的气稀薄而不能成人的缘故。（禀气不足的人）即使成人之后，也（比别人）容易感染疾病，而且唯独他们比别人先患上疾病，且患上疾病后不容易治好。

【原文】

百岁之命，是其正[1]也。不能满百者，虽非正，犹为命也。譬犹人形一丈，正形也。名男子为丈夫，尊公妪为丈人[2]。不满丈者，失其正

也。虽失其正，犹乃为形也。夫形不可以不满丈之故，谓之非形，犹命不可以不满百之故，谓之非命也。非天有长短之命，而人各有禀受也。由此言之，人受气命于天，卒与不卒[3]，同也。语曰："图王不成，其弊可以霸[4]。"霸者，王之弊也。霸本当至于王，犹寿当至于百也。不能成王，退而为霸；不能至百，消而为夭。王霸同一业，优劣异名；寿夭或一气，长短殊数。

【注释】

[1] 正：正当，正常。这里指正常的寿限。

[2] 丈人：对年长者的尊称。

[3] 卒与不卒：这里指能不能活百岁。

[4] 霸：霸业。

【译文】

活到百岁，是人的正常寿限。不能满百岁的，虽然没有达到正常寿限，但仍是寿命。比如人的身高一丈，是正常形体。所以称男子为丈夫，尊称老年男子、妇女为丈人。不满一丈的，就没有达到正常身高。即使没有达到正常身高，但仍就是人体。不能因为身高不满一丈的缘故，就说他不是人体，如同人的寿命不能因为不满百岁的缘故，就说那不是寿命。不是天支配着人寿命的长短，而是人承受的气各有不同。这样说来，人是否从天那里承受气与命，能不能活到百岁，都是一样的。俗话说："谋取王业不成，退一步大约能称霸。"霸业，比王业次一等。霸业本来应当达成王业的，就像人的寿命本该到百岁一样。不能成就王业，退而称霸；不能活到百岁，缩短而为夭折。王业霸业同是治国之业，只是优劣的不同名称；长寿与夭折同是禀受先天精气，只是寿命时间长短不同。

【原文】

何以知不满百为夭者？百岁之命也，以其形体小大长短同一等也。百

岁之身，五十之体，无以异也。身体不异，血气不殊。鸟兽与人异形，故其年寿与人殊数。何以明人年以百为寿也？世间有矣。儒者说曰：太平之时，人民侗长[1]，百岁左右，气和之所生也。《尧典》曰：“朕在位七十载。”求禅[2]得舜，舜征三[3]十岁在位。尧退而老，八岁而终，至殂落[4]九十八岁。未在位之时，必已成人，今计数百有余矣。又曰：“舜生三十，征用三十，在位五十载，陟方[5]乃死。适百岁矣。文王谓武王曰：“我百，尔九十，吾与尔三焉。”文王九十七而薨，武王九十三而崩[6]。周公，武王之弟也，兄弟相差不过十年。武王崩，周公居摄七年，复政退老，出入百岁矣。邵公，周公之兄也，至康王之时，尚为太保，出入百有余岁矣。圣人禀和气，故年命得正数。气和为治平[7]，故太平之世多长寿人。百岁之寿，盖人年之正数[8]也，犹物至秋而死，物命之正期也。物先秋后秋，则亦如人死或增百岁，或减百也。先秋后秋为期，增百减百为数。物或出地而死，犹人始生而夭也。物或逾秋不死，亦如人年多度百至于三百也。传称老子二百余岁，邵公百八十。高宗享国百年，周穆王享国百年，并未享国之时，皆出百三十、四十岁矣。

【注释】

[1] 侗长：高大。

[2] 禅：禅让，指君主让位给贤者。

[3] 三：此处可从《史记》作“二”。下文“征用三十”中的“三”也当作“二”。

[4] 殂落：死亡。

[5] 陟方：指帝王到各地巡守。

[6] 崩：旧称帝王死为“崩”。

[7] 治平：社会安定，天下太平。

[8] 正数：正常寿限，一般指一百岁。

【译文】

怎么知道不满百岁而亡是否算夭亡呢？以百岁为人的正常寿命，是因为人形体的大小、高矮差不多。百岁人的形体与五十岁人的形体没有什么不同。他们的形体没有什么差异，血气也没有什么不同。鸟兽与人有不同的形体，所以它们的生命长短与人的寿数不同。怎么能证明人以百岁为寿数呢？（百岁的人）世间是有的。儒者说："社会太平的时候，人民身材高大，能活到百岁左右，那是由于阴阳之气调和的缘故。《尧典》上说："我（尧）在位七十年。"（尧）寻求禅让找到了舜，舜被征召二十年后才即位。尧退位养老，八年后去世，亡故时已是九十八岁。（尧）在位之前一定已经成人，如今计算寿命也该有一百多岁了。又说："舜三十岁时，被召用二十年，在位五十年，到各地巡守时亡故。"（舜）正好有百岁。文王对武王说："我一百岁，你九十岁，我给你三岁。"那文王就是九十七岁亡故，武王是九十三岁亡故。周公是武王的弟弟，兄弟相差不过十岁。武王死后，周公摄政七年，然后还政告老，活到百岁上下。邵公是周公的兄长，到康王时，还做了太保，活到一百多岁。圣人承受的是阴阳和谐之气，所以寿命都达到了百岁。阴阳调和使社会安定，天下太平，所以在太平社会多有长寿的人。百岁的寿命，大概是人的正常寿限，就像植物到秋枯死，是植物到了生命的正常期限。植物有的在秋天前枯死，有的在秋天后枯死，这也同有的人超过百岁亡故，有的人不到百岁亡故一样。植物秋前枯死与秋后枯死都是它生命的期限，人超过百岁亡故与不到百岁亡故都是人的寿限。植物有的刚长出地面就枯死，就像有的人刚出生便夭亡。植物有的过了秋天不枯死，也同有的人年龄超过百岁甚至达到三百岁一样。有文字记载称老子有二百多岁，邵公有一百八十岁。高宗在位一百年，周穆王在位一百年，加上没有在位的时间，都超出了一百三四十岁了。

第七节　百病始生篇（选自《灵枢经》）

【原文】

黄帝问于岐伯曰：夫百病之始生也，皆于风雨、寒暑、清湿[1]、喜怒。喜怒不节则伤脏，风雨则伤上，清湿则伤下。三部之气，所伤异类，愿闻其会。岐伯曰：三部之气各不同，或起于阴，或起于阳，请言其方[2]。喜怒不节则伤脏，脏伤则病起于阴也。清湿袭虚[3]，则病起于下。风雨袭虚，则病起于上。是谓三部。至于其淫泆[4]，不可胜数。

【注释】

[1] 清湿：此谓居处环境寒冷潮湿。清，通“凊”，寒冷。

[2] 方：道理、规律。

[3] 袭虚：乘虚侵袭。

[4] 淫泆：病邪在体内浸淫扩散。淫，浸淫。泆，流溢、扩散。

【译文】

黄帝向岐伯问道：一切疾病之所以发生的原因，都是由于感受风雨、寒暑、寒湿等外邪，或是喜怒等情志刺激所致。若喜怒不加节制，则会伤脏；感受风雨之邪过多，则伤人体的上部；感受寒湿之邪过多，则伤人体的下部。上中下三部所伤之邪气不同，我想知道这些道理。岐伯答道：侵犯人体三部的喜怒、风雨、寒湿三种病邪性质各不相同，它们引起发病，有的起始于在里的阴分，有的起始于在表的阳分，请允许我说明其中的道理。凡喜怒不加节制的，则内伤五脏，五脏为阴，所以说脏伤病起于阴。

寒湿之邪善于侵袭人体下部虚弱之处，所以说病起于下。风雨之邪善于侵袭人体上部的虚弱之处，所以说病起于上。这就是所说的邪易犯的三部。至于邪气在人体浸淫后的发展变化，其复杂的情况是难以计数的。

【原文】

黄帝曰：余固[1]不能数，故问先师，愿卒[2]闻其道。岐伯曰：风雨寒热不得虚，邪不能独伤人。卒然逢疾风暴雨而不病者，盖无虚，故邪不能独伤人。此必因虚邪之风，与其身形，两虚相得，乃客其形。两实相逢，众人肉坚。其中于虚邪也，因于天时，与其身形，参以虚实[3]，大病乃成。气有定舍[4]，因处为名，上下中外，分为三员。

【注释】

[1]固：确实。

[2]卒：详尽、详细。

[3]虚实：虚，指正气虚弱。实，指邪气炽盛。

[4]舍：居处。

【译文】

黄帝说：我确实不能对临床上千变万化的病变很清楚地辨别，所以请教先生，我愿意听您详尽地讲明其中的道理。岐伯说：正常的风雨寒热，未形成致病邪气，一般是不会伤害人体而致病的。突然遭遇到疾风暴雨而不生病的，是因为人的身体健壮，正气不虚，故单方面的邪气侵袭是不能致病的。凡疾病的发生，必然是因为身体虚弱，又受到了贼风邪气的侵袭，两虚相合，才能发生疾病。如果身体壮实，又遇到四时正常气候，大多数人肌肉坚实不会发生疾病。所以说凡是疾病的发生，决定于四时之气是否正常，以及身体是否虚弱，若正虚邪实，就会发生疾病。病邪一般都根据各自的不同性质侵袭人体的一定的部位或是储藏在一定的部位过后再发，这样就可以根据邪气伤人的部位的不同而确定其病名，可按上下中外分为三部（具体来说，人体纵向可分成上中下三部，横向可分成表、里、半表半里三部）。

【原文】

是故虚邪之中人也，始于皮肤，皮肤缓[1]则腠理开，开则邪从毛发入，入则抵深，深则毛发立，毛发立则淅然[2]，故皮肤痛。留而不去，则传舍于络脉，在络之时，痛于肌肉，其痛之时息，大经乃代[3]。留而不去，传舍于经，在经之时，洒淅[4]喜惊[5]。留而不去，传舍于输，在输之时，六经不通，四肢则肢节痛，腰脊乃强。留而不去，传舍于伏冲之脉，在伏冲之时，体重身痛。留而不去，传舍于肠胃，在肠胃之时，贲响[6]腹胀，多寒则肠鸣飧泄，食不化，多热则溏[7]出麋。留而不去，传舍于肠胃之外，募原之间，留著于脉，稽留而不去，息[8]而成积。或著孙脉，或著络脉，或著经脉，或著输脉，或著于伏冲之脉，或着于膂筋，或著于肠胃之募原，上连于缓筋。邪气淫泆，不可胜论。

【注释】

[1] 缓：宽也，松也，指疏松。

[2] 淅然：形容怕冷的样子。

[3] 代：代替、接替。

[4] 洒淅：指寒战的样子。

[5] 喜惊：指易于发生寒栗而不能自制，犹如受了惊恐一样。

[6] 贲响：有气攻冲而鸣响，指肠鸣。

[7] 溏：大便溏薄、稀薄。

[8] 息：增长、成长。

【译文】

所以虚邪贼风侵害人体，首先侵犯皮肤，皮肤疏松弛会致腠理开泄，腠理开邪气就会从毛孔入侵，侵入后会逐渐向深处侵犯，这时会出现毛发竖起，毛发竖起就会引起寒栗，所以会出现皮肤疼痛。邪气滞留不祛，就会渐渐传入到络脉。邪在络脉的时候，肌肉可出现疼痛，疼痛时作时止，大的经络之气就会流动滞涩不畅。邪气滞留不祛，就会传入到经脉，邪气滞留在经脉之时，就会出现寒战易惊的现象。邪气滞留不祛，就会传入并伏藏在五脏二十五腧及六腑三十六腧，当邪气留滞在这里的时候，三阴三阳六经之气不通不能通达四肢，因而四肢关节疼痛，腰脊亦拘急僵硬不适。邪气滞留不能祛除，就会传入冲之脉，邪气侵犯到伏冲之脉时，就会出现体重身痛的症状。邪气滞留不能祛除，进一步传入并伏藏在肠胃，邪在肠胃的时候，就会出现肠鸣腹胀，寒邪盛则肠鸣而排泄不消化的食物，饮食不消化，热邪盛则可发生泻痢等病。邪气滞留而不能祛除，则传到肠胃外面的膜原之间，留滞于血脉之中，停留不去，邪气就与气血相互凝结，日久生成积块。总之，邪气侵犯到人体后，或留著于孙脉，或留著于络脉，或留滞于经脉，或留滞于腧，或留滞于伏冲之脉，或留滞于膂筋，或留滞于肠胃外的膜原，向上连接宗筋。邪气浸淫泛滥，是说不完的。

【原文】

黄帝曰：愿尽闻其所由然。岐伯曰：其著孙络之脉而成积者，其积往来上下，臂[1]手孙络之居也，浮而缓，不能句积而止之，故往来移行[2]肠胃之间，水凑渗注灌，濯濯有音。有寒则䐜䐜满雷引[3]，故时切痛。其著于阳明之经，则挟脐而居，饱食则益大，饥则益小。其著于缓筋也，似阳明之积，饱食则痛，饥则安。其著于肠胃之募原也，痛而外连于缓筋，饱食则安，饥则痛。其著于伏冲之脉者，揣之应手而动，发手则热气下于两股，如汤沃[4]之状。其著于膂筋，在肠后者，饥则积见，饱则积不见，按之不得。其著于输之脉者，闭塞不通，津液不下，孔窍干壅。此邪气之从外入内，从上下也。

【注释】

［1］臂：聚集。

［2］移行：指活动。

［3］雷引：指肠中雷鸣。

［4］汤沃：形容热痛如热水浇灌。

【译文】

黄帝说：希望听一听它的原由始末。岐伯说：邪气居积在孙络而成的积证，能够上下往来活动，这是积聚在手臂孙络的邪气，因手三阳之孙络浮浅而松弛，不能使其固定不动，所以可在肠胃间往来活动，若有水聚集灌注，就会出现清亮的水声。有寒则出现腹部胀满、肠鸣，所以不时有刀割样的疼痛。邪气居积在阳明经脉而成的积证，则位于脐的两旁，饱食时则积块显大，饥饿时则显得小些。邪气居积在宗筋而成的积证，它的表现与阳明经脉之积证相似，饱食则疼痛，饥饿时则不痛。邪气居积在肠胃外的膜原而成的积证，疼痛时向外牵连到宗筋处，饱食时不痛，饥饿时疼痛。邪气居积在伏冲之脉而成的积证，用手按注积块时感受到有跳动的感觉，举手时觉得有一股热气下行于两大腿之间，好似用热汤浇灌一样的难以忍受。邪气居积在膂筋而成的积证，在肠胃后方，饥饿时积形可以见到，饱食后就见不到了，也摸不着。邪气居积在输脉而成的积证，就会在脉道闭塞不通，津液不能上下流行，致使毛窍干涩壅塞。这些都是邪气从外部侵犯到内部，从上部传变到下部的临床表现。

【原文】

黄帝曰：积之始［1］生，至其已成，奈何？岐伯曰：积之始生，得寒乃生，厥乃成积［2］也。黄帝曰：其成积奈何？岐伯曰：厥气生足悗［3］，悗生胫寒，胫寒则血脉凝涩，血脉凝涩则寒气上入于肠胃，入于肠胃则䐜胀，䐜胀则肠外之汁沫迫聚不得散，日［4］以成积。卒然多食饮，则肠满。

起居不节[5]，用力过度，则络脉伤。阳络伤则血外溢，血外溢则衄血。阴络伤则血内溢，血内溢则后血。肠胃之络伤，则血溢于肠外。肠外有寒，汁沫与血相抟，则并合凝聚不得散，而积成矣。卒然外中于寒，若内伤于忧怒，则气上逆，气上逆则六输不通，温气不行，凝血蕴里而不散，津液涩[6]渗，著而不去，而积皆成矣。

【注释】

［1］始：开始。

［2］厥乃成积：寒气侵袭，气机不畅，逐渐形成积。

［3］足悗：指足部出现滞重不利。

［4］日：一天又一天，日复一日。

［5］节：节律、规律。

［6］涩：干涩。

【译文】

黄帝说：积证从开始发生到形成，原因是怎样的？岐伯说：积证的开始，是感受寒邪的侵犯而产生的，寒邪侵袭，于是产生积证。黄帝说：寒邪造成积证的病理过程是怎样的？岐伯说：寒邪造成的厥逆之气，首先引起足部痛滞不利，继而由足部的痛滞发展到胫部也觉寒凉，足胫出现寒凉后，就使得血脉凝涩，血脉凝涩不通则寒气进而向上侵犯到肠胃，肠胃受寒则发生胀满，肠胃胀满就迫使肠胃之外的汁沫聚留不能消散，这样日复一日，就逐渐发展形成积证。又因突然的暴饮暴食，充满肠胃，或因生活起居不能节慎，或因用力过度，均可使络脉损伤。如果上部的络脉受到损伤，则血随伤处外溢，而出现衄血；若下部的络脉受到损伤，则血随伤处内溢，而出现便血，若肠胃的络脉受到损伤，血就会流散到肠外，适逢肠外有寒邪，则肠外的汁沫与外溢之血相凝聚，则两者合在一起，凝聚不能消散而发展成积证。如果突然外感寒邪，内伤忧思、郁怒，则气机上逆，气机上逆致使六经气血运行不畅，阳气温煦的作用受到影响，血液得不到阳气的温煦而形成凝血，凝血蕴里不得消散，津液亦干涩不能渗灌，居积而不得消散，于是积证就形成了。

【原文】

黄帝曰：其生于阴者奈何[1]？岐伯曰：忧思伤心，重寒伤肺，忿怒伤肝，醉以入房，汗出当风伤脾，用力过度，若入房，汗出浴，则伤肾。此内外三部之所生病者也。

黄帝曰：善。治之奈何？岐伯答曰：察其所痛，以知其应，有余不足，当补则补，当泻则泻，毋逆天时，是谓至[2]治。

【注释】

[1] 奈何：怎样？

[2] 至：极，这里指最好。

【译文】

黄帝说：病发生在五脏，又是怎样形成的呢？岐伯说：忧愁思虑过度，会使心脏受伤；外感寒邪再加饮食寒冷，会使肺脏受伤；愤恨恼怒过度，会使肝脏受伤；酒醉后行房事，汗出而受风，则脾脏受伤；用力过度，或行房事后汗出浴于水中，则肾脏受伤。以上就是内外三部发生疾病的一般情况。

黄帝说：好。那这些病证应该怎样治疗呢？岐伯答道：审察疼痛的部位，就可以知道病变所在，根据证候虚实，运用补虚泄实的方法治疗，同时也不要违背四时气候规律，这就是最好的治疗原则。

第八节　尽数（选自《吕氏春秋》）

【原文】

天生阴阳、寒暑、燥湿，四时之化，万物之变，莫不为利，莫不为害。圣人察阴阳之宜，辨万物之利以便生[1]，故精神安乎形，而年寿得长焉。长也者，非短而续之也，毕其数[2]也。毕数之务[3]，在乎去害。何谓去害？大甘、大酸、大苦、大辛、大咸，五者充形，则生害矣；大喜、大怒、大忧、大恐、大哀，五者接神[4]，则生害矣；大寒、大热、大燥、大湿、大风，大霖[5]、大雾，七者动精，则生害矣。故凡养生，莫若知本[6]，知本则疾无由至矣。

【注释】

［1］便生：有利于人的生存。便，有利、有益。

［2］毕其数：尽享天年。

［3］务：事务、要务。

［4］接神：与精神交接，扰乱精神。

［5］霖：连阴雨，久雨。

［6］本：本因，原因。

【译文】

天地产生阴阳、寒暑、燥湿，四季的更替，万物的变化，没有不借助它而得到益处的，没有不因它而致害的。圣人明察阴阳适中之处，辨别万物好的地方来以便于生存，所以精神在形体中安守，寿命得到延长。长寿，不是让短的寿命延续下去，而是享尽生命的自然寿数。能寿终正寝的要领，在于去除害处。什么是去除害处呢？过甜、过酸、过苦、过辣、过咸，这五种味道充斥身体，就会对身体产生害处。过分高兴、生气、担忧、惊恐、悲伤，这五种情绪交接于精神，就会对神经产生害处。过量的寒冷、酷热、干燥、潮湿、刮风、下雨、降雾，这七种气象扰动了精气，就会对精气产生害处。大凡保养生命的事，比不上知道生命这个本因，知道其根本，病痛就没有理由发生了。

【原文】

精气之集也，必有入[1]也。集于羽鸟[2]与为飞扬，集于走兽与为流行[3]，集于珠玉与为精朗[4]，集于树木与为茂长，集于圣人与为夐明[5]。精气之来也，因轻而扬之，因走而行之，因美而良之，因长而养之，因智而明之。

【注释】

[1]入：进入。

[2]羽鸟：鸟类，飞禽。

[3]流行：奔行。

[4]精朗：精良有光润。朗，光润。

[5]夐（xiòng）明：谓智慧高远明达。夐，远。

【译文】

精气汇集一定要与万物结合。汇集在飞鸟中就和飞鸟一起飞舞，汇集在走兽间就和走兽一同奔行，汇集在珠宝玉器中就和珠宝玉器一样晶莹润朗，汇集在树木间就和树木一起茂盛成长，汇集在圣人中就和圣人一般明智。精气的到来，因为飞鸟的轻捷而使它在空中飞舞，因为野兽奔跑而使它奔行，因为珠玉华美而使它更华美，因为树木生长而使它的营养更充分，因为圣人有智慧而使它更明智。

【原文】

流水不腐，户枢不蝼，动也。形气亦然。形不动则精不流，精不流则气郁。郁处头则为肿为风，处耳则为挶[1]为聋，处目则为䁾[2]为盲，处鼻则为鼽[3]为窒，处腹则为张[4]为疛[5]，处足则为痿为蹷。轻水所[6]多秃与瘿[7]人；重水所多尰[8]与躄[9]人；甘水所多好[10]与美人；辛水所多疽与痤人；苦水所多尪[7]与伛[12]人。

【注释】

[1] 挶（jū）：一种耳病。

[2] 䁾（miè）：眼眶红肿。一说为眼屎多之病。

[3] 鼽（qiú）：鼻塞不通。一说为鼻流清涕。

[4] 张：同“胀”，指腹满胀痛。

[5] 疛（zhǒu）：腹病。

[6] 所：地方。

[7] 瘿：颈部生肿瘤的疾患。

[8] 尰（zhǒng）：脚肿。

[9] 躄（bì）：足不能行。

[10] 好：容貌美丽。

[11] 尪（wāng）：胸部凸出。

[12] 伛：驼背。

【译文】

流动的水不会腐臭，转动的门轴不会被虫蛀烂，是因为运动的原因。形体和精气也是一样，形体不动，精气就不流动，精气不流动，气机就会郁结住。郁结在头部就产生肿痛和头风，郁结在耳部就会产生重听或耳聋，郁结在眼睛就会有眼屎多或看不见，郁结在鼻子就会鼻流清涕或鼻塞，郁结在腹部就会腹胀，郁结在脚就会脚微软无力或下肢逆冷而不能行走。水太少的地方，多有头秃、患瘿病的人，水太多的地方，多有脚肿麻痹的人，水味甘甜的地方，多有容貌美好和健美的人，水味辛辣的地方，多有长恶疮和生皮肤病的人，水苦味苦的地方，多有患鸡胸和驼背的人。

【原文】

凡食无强厚味[1]，无以烈味重酒，是以谓之疾首。食能以时[2]，身必无灾。凡食之道，无饥无饱，是之谓五脏之葆。口必甘味，和精端容，将[3]之以神气，百节虞欢[4]，咸进受气。饮必小咽，端直无戾[5]。今世上卜筮祷祠，故疾病愈来。譬之若射者，射而不中，反修[6]于招，何益于中？夫以汤止沸，沸愈不止，去其火则止矣。故[7]巫医毒药，逐除治之，故古之人贱[8]之也，为其末[9]也。

【注释】

[1] 厚味：丰盛肥腻的食物。

[2] 以时：按时。

[3] 将：辅助，帮助。

[4] 虞欢：愉悦欢畅。虞，通“娱”。

[5] 戾：弯曲。

[6] 修：调整。

[7] 故：任用。

[8] 贱：意动用法，认为……浅薄，鄙视。

[9] 末：末节。

【译文】

吃东西不要吃得味道太强烈厚重，不要用太强烈的味道、浓烈的酒去调味，因为这就是致病的根源。吃能定时，身体一定没有病灾。吃东西的原则是不要吃得太饱又不要挨饿，这就是保护五脏的方法。吃的时候，嘴中要品尝甘甜美味，调和精神，端正仪容，配合精神饱满的状态，使全身都呈现欢愉的状态，都接受精气。喝的时候一定要小口地下咽，端直身体不要弯曲。如今崇尚占卜祭祀，所以疾病越来越多。就好像射箭，射不中，反而去修理靶子，对于射中有什么作用呢？用热水制止水沸腾，水不会停止沸腾，撤掉火水就停止沸腾了。所以用巫医毒药来驱除、治疗疾病，古人是看不起的，因为这种做法是舍本逐末。